BLIND to BETRAYAL

Why We Fool Ourselves We Aren't Being Fooled

人はなぜ裏切りに目をつぶるのか

心の奥では知っているのに自分をだます理由

ジェニファー・フレイド
パマラ・ビレル
定延由紀=訳

Jennifer J. Freyd and Pamela J. Birrell

亜紀書房

人はなぜ裏切りに目をつぶるのか

亜紀書房

BLIND TO BETRAYAL

Why We Fool Ourselves We Aren't Being Fooled

by Jennifer J. Freyd and Pamela J. Birrell

はじめに

妻に浮気されている夫、聖職者に性的虐待を受ける子ども、部隊長に危険な戦闘への出撃を命じられる兵士、秘書として安月給で酷使されるシングルマザー、指導的役割に就く機会を与えられない民族。このどれにも、虐待や権利の侵害がからんでいる。不倫、虐待、反逆、公平を重んじる社会での職場における搾取、平等を重んじる社会での差別、正義を重んじる社会での不正など、裏切りは枚挙にいとまがない。裏切りはありふれた出来事であるが、私たちの幸福を脅かす深刻な背信的行為となることもある。

私たちは裏切られると深く傷つく。人間関係になくてはならない信頼そのものが崩れることもある。健全な社会のつながりを育む社会構造までが損なわれかねず、事実損なわれている。裏切られたのが子どもの場合は、影響が一生残ることもありうる。大人になっても信頼に足る人を信頼できなかったり、安易に人を信じてさらに裏切られたりしてしまい、どちらにしても人間関係に問題を生じ、自意識もむしばまれてしまう。子ども時代に裏切りを経験すると、自尊心に深刻な問題を抱えたり、うつや不安、精神病で苦しんだりすることが多いのだ。(註1)

ところが裏切りがごく日常的かつ非常に重大な行為であっても、それを虐待と思わず、したがって裏切りに気づかないことがよくある。裏切りと気づかないことで、自分の身を守っているのだ。裏切り行為が、ごく親しい人間関係で、職場で、あるいは社会で起きたとき、それに目をつぶろうとする力はきわめて強く働くことが多い。

自分を守るために、裏切りに目をつぶる。なぜか。知りすぎてしまい、現状を、身の安全を危険にさらすことを恐れるからだ。だがその一方で、知らずにいることには犠牲がともなう。これは、頻繁に直面する現実のジレンマでありながら、はっきりそれを認識することはまずない。人は反逆や不正を悟る危険を避けようと、無意識のうちにこのジレンマに蓋《ふた》をして対処しがちだ。虐待を認識した被害者の多くは、裏切りに立ち向かうか、その状況や人間関係から身を引く。(註2)このような対決あるいは対決の回避は、望ましい結果につながるかもしれないが、無力な者や相手に依存している者には、危機を招くリスクもある。これに対して、虐待に気づかなければ、夫、子ども、兵士、職業を持つ母親、そして虐げられた集団は、不正から逃れられないだろう。秘密を守る最善の策は、初めからそれを知らないことだ。知るのが危険すぎる情報は、認識しないのが賢く生きていくテクニックなのだ。

裏切りを悟れば、必ず状況が不安定になる。裏切る者であれ、傍観者であれ、裏切られた者であれ、ひとたびそれを裏切りだと認識すれば、人は現状を乱し安全を脅かす行動に出る可能性がある。たとえばカトリック教会で最近起きた性的虐待事件では、当初教会はそれを否定し隠ぺいするが、やがて認め、捜査が行われた。事件は結果的に、ありとあらゆる制度や権力構造を脅かすこととなった。人はたとえ被害の当事者でなくても、今の安定した状態が乱され、自分の心地よい状態どころか命まで危険にさらされかねないという恐れにとらわれることで、裏切りに目をつぶろうとするものなのだ。

重大な背信行為や不正に目をつぶることは、どこにでも見られる注目すべき心理的現象で、「裏切りに目をつぶる現象」(betrayal blindness) と呼ばれる。本書の共著者である心理学研究者のジェニファー・J・フレイドと臨床心理学者のパメラ・J・ビレルのふたりは、裏切りを「認識しないこと」がごくありふれた行為であり、私生活にも社会にも悪い結果をもたらすことを明らかにした。

本書では、裏切りに目をつぶることについて、

一、裏切りに目をつぶる現象とは何か
二、どうして目をつぶるのか
三、どのように目をつぶるのか
四、目をつぶる現象は何をもたらすか
五、どうすれば裏切りに目をつぶらないようになるか

という五つの基本的問題を取り上げる。

第一章では、ジュリー・ストーンの体験を検討する。ジュリーは知的職業に就く聡明な女性で、

夫の不倫に完全に目をつぶっていた。ジュリーだけの話ではない。彼女の事例に見られる裏切りは、誰にとっても身につまされ、学ぶところがあるはずだ。

第二章では、レベッカとケビンの体験を通して、子ども時代の裏切りについて検討する。ふたりは子ども時代に何度も裏切られて苦しんだ。レベッカもケビンも裏切りに目をつぶる必要があったが、両者の受けた裏切りは細かい点で異なっていた（本書では、実際の体験談を元に「裏切り」の研究や理論を説明している。しかし、情報提供者のプライバシー保護のため、名前や身元を特定できるような事柄については変更を加えた）。

第三章では、飛行機で移動中にコーチから性的いたずらを受けた一六歳の少女と、捕虜となりロシアの強制収用所に入れられた一六歳の少年の体験を通し、裏切りや裏切りに目をつぶる現象の及ぶ範囲について考察する。ふたりの反応には、裏切りと裏切りに目をつぶった状態の両方の影響がよく表れている。

第四章では、組織的裏切りという概念を紹介する。信頼する人々だけでなく、信頼する組織もまた人を傷つけることがある。そこに依存する立場にあるとき、人は、雇用主、教会、教育機関、政府などの裏切りに目をつぶったままでいることが少なくない。

裏切りの被害者、加害者、目撃者は、日々の生活のなかで、このような重大な問題をなぜ見ないままでいられるのだろうか。第五章では、この疑問をヘンドリックの体験を通して考える。同時に、裏切りのトラウマ、社会契約、裏切り者探知システム（cheater detectors）、闘争―逃走―

硬直（fight-flight-and-freeze）という反応（理論）の各概念を紹介し解説する。

人はどのようにして、裏切りに関する情報を意識から遠ざけておくのだろうか。いかにして知っていながら知らずにいられるのだろうか。第六章では、サマンサの体験を通してこの疑問に答えていく。まずサマンサが夫の不倫に目をつぶっていたことを、次いで第七章では、サマンサが虐待と家庭内暴力に目をつぶっていたことを考察する。家族の裏切りに目をつぶるときには、虐待や他の形の暴力にも目をつぶっている場合が多い。

第八章では、人が裏切りに目をつぶる基本的な心理学的メカニズムに関する研究を再び検討する。基本的な心理学的プロセスを解説するなかで、メタ認知、指示忘却、アレキシサイミア（失感情言語化症）などの概念にも触れる。

裏切りに目をつぶることが我々に及ぼす影響はどんなものだろう。第九章では、裏切りと裏切りに目をつぶることが、個人、対人関係、組織に及ぼす致命的な悪影響について述べる。解離、境界性人格障害、世代間の虐待、再被害など数多くの現象が起こりうるが、キャシーの体験談には、これらの多くが語られている。

第一〇章からは、裏切りに目をつぶらなくなる方法に論を進め、裏切りを話すことや知ることの意味を考える。著者の個人的体験で示すように、話したり知ったりすることのリスクもあるのだ。

第一一章のショーン・ブリュィアの体験から明らかなように、語ることや知ることは回復につながりうる。自分の人生において実際には何が起きているのか知ることができれば、世の中はどれほど違って見えるだろうか。

第一二章では、裏切りや裏切りに目をつぶることからの回復が、どう発展していき希望や公正となりうるかを論じる。自身が回復に至った経験をキャシーが、セラピーで裏切られながらもついには健全な自分に戻った経験をベスが語る。

第一三章では、引き続き著者自らの経験を取り上げ、裏切りから、それを認識する段階を経て、希望へと至った経緯を述べる。

第一四章では、裏切りや裏切りに目をつぶることを防ぐアドバイスと、回復法について述べる。これは裏切られた人たち、その友人や支援者、また彼らを裏切ったかもしれない組織に向けたものだ。逆説的になるが、人は裏切りに目をつぶれば短期的には生き続けられるだろうが、まさにその目をつぶることによって長期的には道を誤りかねない。人はその気さえあれば、目の前の欺瞞や不正に目を開き、裏切りに目をつぶらないようになれる。それには内なる眼を開く方法を身につけるだけでいいのだ。

謝辞

本書の執筆にあたって皆さんから受けたご支援のすべてに、心から感謝いたします。

まず、自身の体験を語ってくれた方々にお礼を申し上げます。本当にありがとうございました。プライバシー保護のために、個人を特定できないようにと要望された方々については、仮名を使用しました。サマンサ・スペンサー、ジュリー・ストーン、ベス・マクドナルド、レベッカ・ブルーアーマン、キャシー・ターナーの皆さんです。苦しみに満ちた裏切りの実体験は、問題の解明に有益な示唆を与えてくれました。皆さんの勇気、誠実さ、さらに裏切り、裏切りに目をつぶること、回復の力についての説得力ある証言には、感謝の言葉もありません。

自身の体験が世間に知られている方々もいます。ジャック・サンダレスク、ショーン・ブルヤ、そしてラナ・ローレンスです。彼らは裏切りを生き延びる力と、まさに人が生き続けることを裏切る組織的力の両方を示してくれました。その物語は、ほとんど考えられないような困難に直面した人間の勇気と決意の結晶です。

次に、私たちのすばらしい文献エージェントであるエディット・クロールは、本書の価値を信じて何年もの準備期間を忍耐強く支えてくれ、たいへんお世話になりました。エディットは魔法のような力を随所で発揮しました。エディットの助けで、私たちはワイリー社の優秀な編集者とスタッフであるスティーブン・パワー、トマス・ミラー、ホルヘ・アマラル、ジョン・シムコに、またフリーランスの原稿整理編集者であるパトリシア・ウォルディゴにも出会えました。

そして学生、同僚、友人の皆さんや家族の協力なしには、本書は完成しませんでした。学部学生と大学院生が私たちの関心に火をつけ、数々の質問によって私たちの考えを練り上げ、果敢に挑んでくれたおかげで、私たちは学び成長し続けることができました。特に二〇一二年のトラウマと愛着セミナーに参加し、本書の初期版で苦労した大学院生の皆さんに感謝します。ローズマリー・バーンスタイン、オードリー・メディナ、メリッサ・プラット、そしてカーリー・スミスの寄せてくれたフィードバックとアイデアによって、本最終稿の質を高めることができました。さらにレイチェル・ゴールドスミス、サラ・ハーシー、ケヴィン・ウィルス、アン・イー、アイリーン・チューブリッゲンをはじめ、動力学研究所のすべての現役学生と元学生にも大いに協力してもらいました。ありがとうございました。

同僚からも個人的に支援してもらっただけでなく、私たちの考えについての知的疑問をぶつけてもらいました。ホーリー・アロー、ローラ・ブラウン、デボラ・キャシー、ロス・ケイト、サラ・ホッジス、カト・クイナ、そしてマージョリー・テイラーの皆さんです。また私たちの誰にとっても非常に大切な個人的、専門的つながりは、困難なときにも楽しいときにも大きな支えでした。

私たちが必死になって本書を執筆し、修正し、仕上げる間、お互いの家族は惜しみなく協力してくれました。J・Q・ジョンソン、テオ・ジョンソン・フレイド、ブライアン・ギリス、フィリップ・ジョンソン・フレイド、ブルース・ビレルは、私生活の基盤となってくれました。彼らの支えと愛情なしには、私たちはこの旅に出ることも、旅を終えることもできませんでした。

人はなぜ裏切りに目をつぶるのか　目次

第五章　どうして目をつぶるのか　101

第六章　知っていることと知らないこと　123

第一章

裏切りに目をつぶる

裏切りに目をつぶるとは、目の前にあるはずの裏切り行為を見ようとしていない状態をいう。評判の弁護士である四〇代のジュリー・ストーンは、自分が裏切りに目をつぶった経験を話してくれた。ジュリーの話を聞くと、裏切りに目をつぶるという現象がなぜ、どのようにして起きるかがよくわかる。

かつて、若妻だったジュリーは、仕事で家を一週間空けた夫をバーで待っていた。夫は町に戻ると、必ずそのバーに寄って友人とビールを一、二杯飲むと知っていたからだ。いつもは幼い息子と家で待つジュリーだが、このときは違った。夫の仕事のパートナーの妻である友人に誘われて断りきれず、珍しく夜に出かけたのだ。初めは気が進まなかったものの、しだいに夫をびっくりさせてやりたいという気持ちになっていた。ふたりにとって忘れられない夜になるはずだった。

当時ジュリーは、街へはめったに出かけず、幼い息子の相手をしたり、家事をしたり、農場で果物を缶詰にしたり、庭仕事をしたり、動物の世話をしたりして過ごしていた。カールした豊かな髪と愛くるしい目が魅力的な女性だ。もしかすると、母親として、主婦として、農婦として、忙しく働くあまり自分の魅力に気づかず、すばらしい知性があることもよくわかっていなかったのかもしれない。その夜、息子は家でベビーシッターに見てもらっていたし、夫とゆっくり夜を過ごせると、期待に胸をおどらせていた。

息をのんでドアを見つめるなか、ついに夫がバーに入ってくると、ジュリーの顔に愛情のこもった嬉しげな笑みが広がった。だが夫は妻の笑顔に気づかない。ドアが開いたとたん、ひとりの女性がぱっと席を立ち、彼の腕の中に駆け込んだからだ。ふたりは唇を合わせた。

「キスをしていた夫が目を上げて、私と目が合ったの。私がただじっと見つめていると、夫が近づいてきて、『あれは知らない女だ』って言った。私はその言葉を信じたわ」

ジュリーがこの話をしてくれたのは、彼女の自宅の居間だった。丸天井に落ち着ける現代的な家具、一枚ガラスの大きな窓からは周りの森の景色が見渡せた。ジュリーと私たちの間に置いたテープレコーダーが、彼女の話を記録していた。戸外では、背の高いアメリカ松越しに、八月の日光がきらめいている。日の光は、ジュリーが「余暇」に作った陶芸品の上にも差して斑模様《まだら》をつけている。このすべてを、ジュリーはどのようにして手に入れたのだろうか。部屋は暖かく、明るく、広々としていた。居心地がよく、セレブな気分に包まれる。ジュリーはできる女の雰囲気をまとい、自信に溢《あふ》れていた。自分が好きで、人生を楽しみ、それでいて自分を笑い飛ばすこともできる、そんな印象だ。誰もがこの女性を好きになり、あこがれるに違いない。ところが、そんなジュリーが「ヒュッ」と意識から消し去ってしまったという数々の夫による裏切り行為を私たちに語るのだった。

どうしてそんなにも明白なことを、見ようとせずにいられたのだろうか？

ジュリーが夫の浮気を疑ったのは、バーでの出来事が最初ではなかった。

「元夫は、とてもハンサムだったの。女性なら、誰でも心を惹かれたわ。実際、何人もの女が言い寄っていたのを知ってるの。あの人を見るとむらむらするって冗談っぽく言う友人もいたくらい。ある日、その彼女や他の大勢の女性と一緒にいたとき、私がなんとなくその話を持ち出して、笑いながら『今も夫に気があるの？』って尋ねたの。そうしたら、急にみんなが静まり返って。変だと思ったけど、ずいぶん後になって、私を除く全員、彼女が夫と寝ていると知っていたのがわかったのよ。彼女の恋人が、彼女が私の夫と浮気をしているのだから、自分たちも楽しんでいいだろうと言い寄ってきて、初めてふたりの関係を知ったわ。本当にショックだった。心から驚いたの。私が知らないとわかって、相手はあぜんとしていたわ」

それから、ジュリーは夫が別の女性とも浮気しているのを知った。驚くことに、あのバーでの出来事が起きたのは、ふたつの浮気を知った翌年のことだ。そうなると、謎はますます深まる。ジュリーはどうして、夫が別の女性とキスをする現場を目撃しながら、それをなかったことにできたのか。ジュリーは、初めのふたつの浮気を知ってからバーの夜までの時間の経過が、不思議な作用を及ぼしたと説明した。

「浮気のことで夫と大喧嘩をして、とりあえず仲直りし、時間が過ぎていく。それからも夫と暮らし続け、浮気を思い出すことはなかった……。もう終わったことだと思っていたのよ」

やがてジュリーは、バーでのことを自分の言葉で語った。

「私は、いわば家にいる人で、息子はまだ二歳にもなっていなかった。仕事で一週間家を空けた夫がまっすぐに帰宅しないので、それまでにも大喧嘩したことはあったの。いつだってバーに寄って仲間と一杯やるのよ。それが本当に腹立たしかった。だって、幼い息子と妻がいるのに、どうして仕事が済んだらまっすぐ家に帰ろうとしないわけ？　それが、さっぱりわからなかった。夫は『いいか、俺はいつだってせっせと働いてるんだ、仲間と楽しんだって罰は当たらないだろ』って……。で、とにかくあの金曜日に、夫の同僚の妻から『ねえ、あの人たちを驚かしてやりましょうよ』と誘われたわけ。ベビーシッターも手配してくれた。そして一緒に出かけることにしたの。それまで一度だって出かけたことはなかったわ。

出かけることに決めたら、ふたりで精一杯おしゃれをしたわ。当時住んでいた小さな町のバーに行くと、夫と同僚はまだ来ていなかった。地元のバンドが演奏してて、店は人でいっぱいだった。わくわくしながら、夫たちを驚かそうと待ったわ。店の入り口にふたりの姿が見えて夫が店に入ると、ひとりの女がぱっと席を立って夫に近づき、ふたりはキスをした。キスをし終わった夫が顔を上げると私と目が合った。私がじっと見つめていると、夫が近寄ってきて『あれは知らない女だ』と言うの。私はその言葉を信じた。本気で信じたのよ。(それって変じゃない)って一瞬思ったけど……ヒュッ！　それでおしまい。その夜は、ずっと夫と過ごして踊った……。あの女のことは二度と持ち出さなかった」

録音したジュリーとのインタビューを聞き直しながら、私たちは思った。「ヒュッ」？　それはいったい、どのような思考プロセスなのだろうか。私たちは心理学者なのだから、知っておくべきだ。実のところ、私たちは人が重要な出来事を忘れたり、気づかずにいたりするプロセスを調べている。「ヒュッ」を実験室で研究し、診察室で観察していると言ってもいい。たしかに謎はまだすっかり解けたわけではないが、解明された部分も多い。私たちは重大な裏切りを「ヒュッ」と記憶から追い払ってしまうこの状態を「裏切りに目をつぶる」と呼ぶことにした。

裏切りに目をつぶるとは、目の前で起きているのに見ない、あるいは見えないことをいう。ジュリーの夫が裏切っているという事実は、以前からずっとあった。ジュリーは後にバーでの出来事を頭の中で再現してみて、当時は見えていなかったことがようやく見えた。

「ずっと後になって、離婚して庭師として働くようになってからよ。庭師をしていると、時間がたっぷりあるの……。いろいろなことを考える時間が。あの夜のことを思い出して、(なんてことかしら、夫はあの女と浮気していたに違いないわ)って気づいたの」

ジュリーは、それまで少なくとも二度浮気したことを知りながら、なぜ夫の裏切りに目をつぶったのだろうか。見知らぬ女とキスをして、「あれは知らない女だ」という夫の言い分を認めたのはなぜなのか。

そんなジュリーが最終的に裏切りを認めたのは、何がきっかけだったのか。ジュリーはこう答えている。「目の前で起きていることを見ないわけにはいかなくなった、ということね。私と夫の共通の友人だった女性が泊まりにきて、ついにもう否定しようのないことが起きたのよ。どうしてそうなったか、詳しいことは忘れたけど、私は階下にいて、ふたりは上にいて、そしてふいに（いったいどうなってるの）と思った。忍び足で階段を上ると、ふたりは私たち夫婦のベッドで愛し合っていた。見てしまったのよ。そういうことだったのね、と思った。それでそのまま、また階段を下りていったの」

夫が別の女性とセックスをしている現場を見てから数カ月後、ようやくジュリーは夫と別れた。だが、離婚の理由は夫の浮気もさることながら、その激しい暴力にあった。夫は恐ろしい人間になっていた。アルコールにおぼれ、高圧的にののしり、暴力で脅そうとする。女性が泊まりにきたころには、浮気よりも恐怖による支配の方が深刻で、だからこそジュリーはそっと階段を上って、すでにわかりきっていた浮気の動かぬ証拠を押さえようとしたのだろう。夫との暮らしは、彼女自身の安全と息子の幸福を脅かすものになり始めていた。

人の心は、驚くほど入り組んでいる。ジュリーは夫の裏切りを、ある意味で知らなかったことにしていても、「知る」という言葉の別の意味においては、まず間違いなく知っていたはずだ。裏切りに目をつぶると心はこのように入り組み、何か重要なことを一方では知りながら、同時に他方では知らないという二重の状態が生じうる。

なぜジュリーは、どう見ても明らかなことをわかろうとしなかったのか。答えは、彼女が生活していかねばならないという点にありそうだ。結婚して間もないころ、ジュリーは夫の裏切りは見ないでおこうと強く——無意識にではあるが——思っていた。すべてを夫に頼っていたからだ。裏切りを知ってしまうと何か行動せざるを得なくなるかもしれないが、事を荒立てるのは自分にとって得策ではなかった。知れば混乱が避けられないのなら、知らずにいることで比較的幸せな現状を維持できる場合もある。生活していくには、知らない方が幸せなのだ。

「ほら、人はいつも他人の結婚生活を覗いて、うまくいっていないとわかると『どうして別れないのかしら』なんて言うわ。別れない理由はいろいろあるし、別れるのはとても大変よ。『申し分のない夫婦関係なんてない』『悪いときを乗り切らなくちゃ』『子どもがいるでしょ』『蓄えはあるの？』とみんなから言われたわ。実際私には蓄えがまったくなかった……。なけなしの二五〇〇ドルで車を買って出かけたらエンジンの故障で動かなくなってしまって、人里離れたところで後ろの席の二歳の息子とふたりきり。思ったわ、（これって最低）。結局家に帰って、夫も家に戻ってきた……。おかしいわよね……」

私たちは、お金の問題が離婚の決意に影響したかどうかを聞いた。

ジュリーはこう説明してくれた。「私には自分のお金がなかった。働いていなかったから。孤独だったわね。夫にすっかり頼りきっていたわ。夫との関係を終わらせたら、もう二度とあんなふうに、あらゆる選択肢を捨てて誰かに経済的に依存するなんてできないと思ったわ」

経済的に依存したままで、ジュリーはどうやって夫と別れられたのか。彼女が厭《いと》わずに別の人を頼ったというのも、要因のひとつだろう。

「離婚するには、助けが必要だった。女友達が、家を出るのに必要なお金を送ると言ってくれたわ。空港へは、夫に車で送ってもらうしかなかった。私の車はなかったから。田舎に住んでいたの。空港はとても遠くて、だから夫に嘘をつくしかなかった。母を訪ねるだけというふりをしたから、自分の物を持っていけなかった。とても素敵な物をたくさん持っていたけど、置いていかなくちゃならなかったわ。だって夫にわかってしまうでしょう。そうしたら、空港に送ってもらえなくなってしまう」

「まるで脱走ね」

ジュリーは認めた。「脱走だったわ。逃げなくちゃいけなかった」

ジュリーは逃げ出し、人生を仕切り直して、今では弁護士として成功している。再婚もして、とても幸せだ。当時の友人を今ではどう思うかと聞いてみた。「当時、他の人たちは知っていたと言ったわね。それはなぜかわかりますか？」

「後でわかったのだけど、グループ内で夫と寝ていたのは、あの人だけじゃなかったの。だから、自分の体験として知っていた人もいれば、うわさ話で知った人もいたのね。それを誰も私に教えてくれなかったなんて」

どうして友人たちは、ジュリーに話さなかったのだろうか。ジュリーもその理由はある程度察していた。「本人には言わないものよね。それがきっかけで、結婚が破綻しかねないでしょ。よけいなお節介はしない、というところかしら」

ジュリーの最初の結婚では、裏切りと見て見ぬふりが彼女を取り巻いていたことが、次第にわかってきた。しかし、心理学的な謎はまだ残っていた。彼女の目の前にあった事実は、どこに消えたのだろう。

ジュリーは、私たちが理解できるように話してくれた。「女性が夫にキスをする現場を見たときのことなら、特別な出来事とすら思わなかったわ。後でまた考えてみるということもずっとなくて、庭仕事をしながら自分の結婚生活を考えたときに、ようやくあの一件を思い出したの。あの夜出かけるときのわくわくした気持ちを思い出したわ。だってどこにも出かけたことがなかったから。本当にとても楽しかった。そしてあのキスを思い出した。思わず立ち上がったわ、ぽかんと口を開けて。(嘘でしょ、なんて馬鹿だったのかしら。どうしよう……)。わかるかしら？夫の浮気をしっかり受け止めていないのに、その後、セックスの現場を見るはめにまでなって。そう、だから事実はどこにいったのかと言われても、どこにも残らなかったという感じなの。夫も私のところへ来て、『あれは知らない女だ』なんて言った。キスしたばかりだというのに。まったく、私はそれほど馬鹿じゃないわよね？」

そう、ジュリーは馬鹿などではない。実に聡明だ。だから、彼女が最初の夫と別れた後でまた目をつぶってしまったと聞かされたときの、私たちの驚きを想像してほしい。

「その後、別の男性にも浮気をされたわ、その人と結婚してからのことよ。夫と別れて以来、とても大切だと思える人と出会ったのは、離婚の数年後だった。私は油断しなかったわ。あのころは、相手が浮気をしているかもしれないという考えが頭を離れなかった。浮気のしるしを見逃すまいとする一方で、この人が浮気をするとは思えなかった……。でも、ふたりで長期の旅行に行くことになって——犬を何匹か飼っていたのだけど——いきなり彼が、犬の世話をしてくれるという女性に私たちの家を貸すことにしたの。その女性には会ったこともなかったから、変な感じがしたわ。急に家を貸すと言い出したと思ったら、ある晩その女性が犬と家を見にやってきた。私は愛想よくしたけど、相手は妙によそよそしかった。（この女は何者なの）、そう思ったわ。とても魅力的で若くて、（すごい）って思った。そして、何年か経ってから、彼がその女性と浮気していたとわかったの」

　私たちはどうにかして理解しようとした。「油断しなかったと言いましたね、疑惑を持ちながら、それを無視したということですか」とジュリーに尋ねた。

「友人に、『ほら、犬の世話をした女性、覚えてる？』と言われたとき、驚かなかったわ。そうか、そういうことね、って。それで、ずいぶん経ってから彼と対決したの」

　ジュリーは夫の裏切りをすでに経験していながら、なぜ新しい相手の裏切りを見抜けなかったのか。「二度目というのが、理解できないのです。油断しなかったとご自分ではおっしゃいましたよね。それに、犬の世話をする女性と会ったとき、どんな思いが頭をよぎったのかもよくわからないのです」

「そうね、(犬を飼っているから、旅行中にこの家で犬の世話をしてくれる人が要る)と思ったのは覚えているわ。それに、彼にとって犬はとても大切だったの。犬の面倒を見てもらうなら、彼が心から信頼できる人でなくては駄目だった。『ねえ、この女性は僕の知り合いだから、犬の世話をしてもらうよ』と彼が言ったとき、(この女は何者なの)と思った。ふと頭をよぎったのよ。私が戸惑ったのは、大事なペットを預けて世話してもらうなら、よく知っている人に任せるんじゃないかと思えたから。それから、現れた女性はとても魅力的で、とても無口だったわ。まさに、浮気相手の妻と会っている女の態度そのものだった。気詰まりな様子で、よそよそしかった。私が気さくに接したのに、あの女性は打ち解けようとしなかった。でもそのときは、彼があの女性と浮気しているなんて思いもしなかった」

ジュリーは、自分なりのやり方で回想し、裏切りを理解した過程を振り返った。「事実はどこに消えるのか。私にとっても興味深いわ。あの出来事――夫をびっくりさせようと出かけたこと――を思い出して……それから、その出来事を頭の中で再現して、あの女性を思い出し、その後に起きたことをよく考えて、夫がどういう人間かわかり、自分が何を見逃していたかを自覚し、愕然とした。つまり、事実はすべて暗号化された情報になって記憶の中にあったけれど、夫が浮気をしている証拠とは解釈されなかったわけね」

浮気はありえると思わないから、疑わない人もいるだろう。だが、バーで夫と女性がキスする現場を見たとき、すでにジュリーは夫の二度の浮気を知っていた。夫と初めてのけんかをする前なら、浮気する可能性があるとは思わなかったから、疑わなかったかもしれない。けれども、けんかをしてから、つまり最初の浮気を知り、さらに二度目の浮気を知ってからは、少なくとも夫が裏切ることがありうるとはわかっていたはずだ。しかし、ジュリーはキスについての夫の言い訳を信じ、何年も後までその出来事をもう一度考えようとしなかった。どうして、このようなことが起こるのだろうか。

「考えとしてはあったけれど、情報として処理されなかったのだと思うわ。どういうわけか――そこにあったけれど、まったく処理されないままだった。でも、何か別の理由であの出来事を思い出すときには、情報として使えるというわけ」

このような過程において、知りたくないという強い気持ちはどの程度作用しているのか。「幸せな結婚生活で、うまくいっていると思いたかった」ジュリーはそう答えた。

信じなければという気持ちは、真実を見えなくする大きな要素だ。

ジュリーの体験は特殊なのだろうか。多くの人を対象に調査やインタビューを行った結果、浮気に目をつぶり続けたというジュリーのような体験は、男女を通じて非常に多く見られることがわかっている。(註1) しかも、裏切りというのは浮気に限ったことではなく、さまざまな領域で起きている。職場でも、家庭でも、社会でも、人は裏切りにあうことがある。裏切りは個人のレベルでも、社会のレベルでも起こりうる。テロリストの行動として起こる場合もあれば、友人の行動として起こる場合もある。親が子を捨てたり虐待したりするのも裏切りだ。謀反も裏切りだ。社会的不公正や弾圧は、裏切りや裏切りに目をつぶる状況を生む場合が多い。これについては第二章のケビンの事例で述べるが、ケビンは長年にわたり、人種差別の被害者であることが見えないままでいた。

すべての裏切りがそれに目をつぶる状況をともなうわけではないものの、継続する裏切りや繰り返し行われる裏切りは、本質的に無認識と関連している。（註2）継続する裏切りの陰には、なんらかのごまかしが必ずある。この認識の欠如は、情報が充分でないために生じる場合もある。また、「裏切りに目をつぶった」結果のひとつとして、情報に気づかない――つまり情報はあるのに、なぜか「ヒュッ」と消えてしまったために認識できない場合もある。さらに、裏切りに気づくと、非常に新しい認識が生まれることもうかがえる。世界はもう同じではない。それまで信頼していた人も安心だとは思えなくなる。裏切りを知ってしまうと、自分に起きたことについての認識を再構築するという大きな作用が生まれる――歴史を書きなおすことになるのだ。したがって、裏切りは現実に対する人の認識に、根底から影響を与える。不誠実な夫に裏切られたある女性は、私たちにこう言った。

「裏切られるなんて夢にも思っていないから動揺する。ひっくり返されてしまう。私はどこにいたのかしら、という気分。本当だと思っていたことが、すべて本当じゃない。いつの間にか触手が忍び込んできて、何もかも疑うようになってしまう」

裏切りは日常的に起こる陰湿な行為だというのに、しかし心理学の文献にはほとんど記述がない。学問としての心理学が、裏切りに目をつぶっているのかもしれない。問題の一因は、臨床心理学と精神医学が、個々の患者と症状ばかりに目を向けがちなことだ。その結果、裏切り行為を受けてそれに目をつぶるという、人と人との関係性が見落とされる。人と人、組織と組織の間に生じる裏切りに大きな焦点が当てられることなどまずない。裏切りに科学の面から注目が集まれば、心理学で解決できると考えられているすべてのことが、あらためて問われるようにもなるのではないだろうか。

第二章

裏切られた子ども

親に裏切られた子どもの置かれている状況に目を向けてみよう。子どもはたいてい、存在のすべてを頼っている親の裏切りに立ち向かえるほど心が強くない。親との関係はあまりにも重要で失うリスクなど冒《おか》せない。だが親はさまざまなやり方で、子どもの弱みを利用し裏切ることがある。子どもにとって、とりわけ怖いのは見捨てられることだ。子どもは、親が自分を傷つけたりせず置き去りにもしないと信頼する必要がある。放棄は、純粋に物理的な方法でも起こる。つまり、親がどうしようもない状態にあるとき、実際に子どもを置き去りにするのだ。また子どもを愛することを拒んだり、あるいは愛情を持てなくなるという理由で、感情的に放棄する場合もある。放棄されて精神的基盤を失った子どもは、心理療法のあるクライエントが「自由落下」と表現したような精神的混乱から自己矛盾を生じるだろう。（何がいけなかったの？）子どもは裏切りを理解できず、自分が裏切られたのだと認識できない。だから子どもの心は、分裂したり奇妙な恐れを抱いたりなど無数の反応を起こして、自分や他の人から深刻な裏切りを隠してしまう。

子どもが、親や擁護者による裏切りを何とか乗り切る方法のひとつとして、非難の矛先を自分の心に向けることがある。真の加害者ではなく自分自身を責め、そのように恥ずかしい思いをすることで虐待する保護者とのつながりを保ち関係を維持しようとする。大人からするとありえない、そして信じがたいことに思われるが、子どもにとっては、裏切りに目をつぶったり、後で裏切られたことを忘れてしまったりするのと同じように、裏切りが継続するなかで家族のきずなを維持するための現実的戦略なのである。

裏切りが繰り返し行われると、恥じる心は慢性化する。心理療法のクライエントであるデビーは、大人として恥ずかしくない行動ができていないと義母からいつも口やかましくなじられた。つまり、デビーの「罪」は、子どもであることだった。その結果、彼女は自分が出来損ないだと思うようになり、自尊心のかけらもなくなった。成人してからは、仕事や家庭で物事が順調にいかなくなると、気分が激しく落ち込んで自分を責めた。自分を恥じる心のおかげで義母との関係は維持できたが、大人としての幸せは、はなはだしく犠牲にしなくてはならなかった。現在、私たちの研究所では、裏切りによるトラウマと恥の関係をメリッサ・プラットと共同研究している。予備研究の結果では、恥はたしかに裏切りレベルの高いトラウマと関連があるが、裏切りレベルの低いトラウマとの関連は見られないことが示された。この予備研究の成果は、裏切りに目をつぶることが無自覚に行われるのと同じように、恥も日々を送るうえで不可欠な人間関係を維持するのに役に立つ、という私たちの仮説と一致する。

子どもの健やかな成長には、安全で信頼できる人間関係が欠かせない。子どもの自己意識や情緒的安定は、まさにここにかかっている。裏切りは、誰にとっても自分が依存している人間関係のネットワークを損なう。わけもわからずに裏切られた「自由落下」の気持ちを、ちょっと想像してみるといい。幼い子どもは精神的に混乱しながらその混乱を理解できずに、いわば精神錯乱に陥る。大人なら、自分に自由落下を引き起こした出来事に対して名前をつけられる。だが子どもはただ混乱し、そして自分の世界の中で、何でもいいから安定しているものにしがみつこうとする。他に信頼できる関係が見つからなければ、そして裏切りが広範囲に及んでいれば、起きた悪いことを自分のせいにすることでしか、子どもは安定を見出せない。

ジュディの母親は、ジュディが四歳のときに交通事故で亡くなった。その後まもなく父親は、特にジュディを歓迎するわけでもない疎遠な従姉妹《いとこ》のもとに彼女を置き去りにした。四歳のジュディの精神的混乱は容易に想像できる。何かにすがる必要のあったジュディは、同じ立場の子どもならたいていするであろうことをした。激しい精神的混乱のなかで、自分があまりいい子ではなかったから母親が死んだのだという強い思い込みを精神的な基盤としたのだ。そしてまた、自分は厄介者で、自分の感情を他の人たちが持て余していると頑なに信じ込み、自分自身に対してさえ感情を押し殺すようになった。

成人後のジュディは、自分に能力や基本的善性があると信じられずにいた。人間関係が非常に苦手で、問題が生じるとパニック状態に陥ることがしばしばだった。絶えず自分が見捨てられるのではないか、しかも自分のせいでそうなるのではないかと心配していた。だから人間関係が破綻すると（誰にも起こることだが）、ジュディはすぐに自分を責め、ふさぎ込むのだった（註1）。

不安やうつ状態の原因を理解するようになると、ジュディの内的世界は再び混乱し始めた。自分には悪いところがあり足手まといだという信念が心の拠《よ》り所だったのに、それがしだいに崩れて、よくあることだが、当初は不安とうつ状態がさらに強くなった。だがこのときジュディは心理療法士と信頼関係を築き始めていたので、いつもの抑うつと不安が今回は意味を持ち、子ども時代の裏切りと喪失が根本原因かもしれないと考えた。不安であることに変わりはなかったが、それこそが、精神的「障害」という「症状」ではなく、善良さと周囲の人たちへの信頼に根差した人生の別の基盤を見つけるための起動力となっていった。ジュディの抑うつは、自分の長年の孤独を嘆き、それまで悲しむことができなかった母の死を悼む気持ちへと変わっていったのだ。

ケーラもまた心理療法のクライエントで、異なる裏切りに苦しんでいた。六歳だったある夜、優しくて大好きな父親がケーラの部屋に入ってきて性的いたずらをしたのだ。ケーラの世界は崩壊した。ケーラは、誰しもそうであるように、複雑にからんだ扶養関係を通して自分や世界を理解していた。父親が自分との間の信頼を裏切り、そして家族がその裏切り行為の存在を否定すると、ケーラが取るべき道はひとつしかなかった。父親にされたことやその後に起きたことについての情報を認識しておくのは、あまりにも危険だった。自分の唯一の家族と、それまで知っていた唯一の安穏な現実を維持するために、ケーラは性的いたずらの情報を心の奥に押し込み、何年もそのままになった。ケーラは成長していくなかで、常に人間関係に問題を抱えた。誰とも親しくなれず、特に相手が男性だと必ず恐怖感を覚えた。他人と親しくなることは、自分や自分の秘密に相手が近づいてくることであり、そんな危険は冒せなかった。ケーラは孤独になり、うつ状態になった。そして何度も自殺しようとした。

三〇歳のときに悪夢を見て、ケーラは自分が受けた裏切りの深刻さに気づいた。心理療法に対する信頼がしだいに深まり、自分をいっそうさらけ出せるようになると、起きたことについて、また自分がどのような影響を受けたかがわかるようになった。うつ状態は怒りに変わり、怒りのおかげで新しい人生と新しい現実に目覚めた。さらなる裏切りへの無意識の恐怖は、意識的に心を開いて他者や自分に関わる力へと変わった。

レベッカの物語

ジュディもケーラも深刻な裏切りに苦しみながら、その裏切りをわかっていなかった。ふたりの経験は、人と人とのつながりの重要性と、そのきずなが切れることで生じる害を示している。さらに子ども時代に受けた裏切りのせいで、人はいかに頭がおかしくなったかのように見えてしまい、また自分でもおかしくなったように思ってしまうかも示している。これについて、レベッカ・ブルーアーマンが自らの言葉で語った実体験をもとに、さらに詳しく見ていこう。レベッカは六〇代の知的で感受性の鋭い女性だ。子ども時代に、父親から性的暴行を受けた。インタビューを行ったのは、オレゴン州の太平洋沿岸地方にあるレベッカの自宅だ。ひとり住まいだという。温かく人を迎え入れる雰囲気の家で、芸術的センスに溢れていた。オレゴンの素晴らしい陽光がカーテンのひだ越しに差し込んでいた。彼女の足元の床には大きな犬が寝そべっている。レベッカは穏やかに、これまでの人生を語り始めた。

「成人してから四〇年の間、深刻な混乱、不安、罪悪感、そしてうつ状態にあったの。ここ数年、ようやく精神的、感情的な平安と自尊心を得られ、以前のぞっとするような精神状態にまた陥らないように懸命に努力しているわ。

とにかく周囲とうまくやっていけなかった。いつも経済的に苦労していたわ、仕事を失くしてばかりで。そもそも一〇代のときは、博士号を取って大学で教えるつもりで、もちろんそれだけの頭があったのだけれど、『頭がごちゃごちゃになる』と呼んでいた現象のために実現できなかった。やっとどうにか生活していくだけで、事態はどんどん悪くなっていったわ」

レベッカは子ども時代の恐怖を鮮明に覚えていた。幼い兄や姉の死、そして夜になるとやってくる父親。

「ええ、よく目を覚ましたものよ。真夜中に夜勤に出かける父から口にペニスを突っ込まれて息が詰まり、目覚めるの。それから一緒にイチゴを摘んでいるときには、とても大きなイチゴを私の口に押し込み、父は面白がって笑った。それで……、どれぐらい続いたかはよくわからないけど、私が高校生になったころには、もうそういうことをしなくなっていたわね。たぶん父には私の体が大きくなりすぎ、力も強くなりすぎたからでしょう。

姉が他界したときには——一九五〇年代には子どもへの支援がなかったから——私は家族と死別した子どもとして社会に失望したわ。母は身体的には存在していたけれど、精神的にはいないも同じだった。当時小学校の二年生でね、クラスの先生がとてもいい方で、私が米国聖公会の信徒だとご存知だったから聖公会祈禱書をくださったの。とてもよくしてもらったわ。だけど四年生になって、担任からどうして感情を態度に出すのかと尋ねられて、姉が死んだのだと答えたの。『それはいつのことですか』と聞かれたから、『二年前です』と答えると、『もう乗り越えているはずですよ』と言われた。信頼を裏切られたのよ」

「頭がごちゃごちゃになる」現象のために、レベッカの人生はますます対処しづらいものになっていった。小さな大学で得た教職も、ついに維持できなくなり失った。

「まるで暗い割れ目がぽっかりと口を開いて私を待ち受け、今にも落ちていってしまいそうだった。とにかく精神的に参ってしまったけれど、ヘッドレジデントの立場では何の支援も得られなかった。寮に住んでいたのよ。まあ、それで教職を辞めてしまったわけだけど、ほんとに辞めなければよかった。素晴らしい大学だったから、今もあそこにいたらと思うわね。といっても、四

○年以上前のことだけれど」
四○代で初めてセラピーを受けたレベッカは、自分に何が起きたのかを理解し始めた。「セラピーを一年間受けて、心理療法士に見捨てられているように感じてやめたわ。その間に何の助言もなかった。ただ私の言うことを聞くだけで。そしてフラッシュバックが、ひどいフラッシュバックが起きるようになった。二○年ほど前のことよ。ひどかった……。たいてい夜だった。でも起きているときで、夢ではないのよ、だってもう何十年も夢なんて見ていなかったから。夢は見ないと思っていたわ。夢を見たのを憶えていなかった。半ば目覚めたような状態だったのでしょうね、目覚めてフラッシュバックが起きるのがとにかく怖くて、住んでいた家を出てしまったほどよ。そのころにはとても貧乏になっていたから、とにかくひどい家で、壁にいくつも穴が開いていたわ」

とはいえ、レベッカの物語の結末は希望に溢れ、本書の最終章には読む者に意欲をもたらしてくれる彼女の言葉も載っている。さて、ここでひとまずレベッカの暖かく居心地のいい家を出て、規模の大きな裏切りについて見てみよう。

ケビンの物語

児童虐待は、表に出にくい個人レベルの裏切りだが、人種差別には多くの人や団体が関わる。

被害者が多いとはいえ、人種差別は一人ひとりの心の奥底に深い影響を与える。児童虐待と同じく、差別によっても裏切りに目をつぶる現象は起こりうる。それはケビンの事例を見ればよくわかるだろう。

一九七三年、ケビン・ナカムラはアメリカ中西部の学校に通っていた。両親は日本で生まれ、ケビンが生まれる前にアメリカへ移り住んだ。ケビンは自分をアメリカ人だと思っていた。なまりのない、すばらしい英語を話した。たいていのアメリカの少年と同じように、バスケットボールをし、野球カードを交換し、トマトケチャップとマスタードをつけたホットドッグを食べた。民族的な遺伝子を受け継いでいるとはいえ、日本文化は知らず、自分を日本人とも日系アメリカ人とすら思っていなかった。ケビンは賢い少年であり、よい息子であり、誠実な友人だった。

ケビンは最初、自分がどのような形で人種差別を受けているかわからなかった。電話では、「普通の」アメリカ人で通った。ケビンの話す完璧な英語を聞いた相手は、「白人の子ども」というイメージを思い描く。しかし実際の外見は違った。この外見の違いが、ケビンがそれとなく、あるいはかなり露骨に受けたあらゆる侮辱の原因だった。学校でミュージカル『オクラホマ!』を上演したとき、ケビンには明らかに歌と演技の才能があり、オーディションを受けた生徒はごく少数だったにもかかわらず、出演者に選ばれなかった。ケビンが提出したイングランドとアメリカの歴史の宿題は素晴らしい出来だったが、評価はB+だった。協調性がありクラスの他の生徒と仲がよかったが、誕生日パーティに招かれた回数は平均より少なかった。高校で学校のダンスパーティに一緒にいく相手を選ぶ時期になると、魅力的で思いやりのある若者なのに、誘った女の子全員に断られた。

ケビンが大きく目を開いたのは、大学に通うようになってからだった（標準テストの結果のおかげもあって優秀な大学に入学した）。大学で、ケビンはアメリカにいるアジア人の歴史を学んだ。差別がどれほどの広がりを持ち深刻であるかを知り、自分が子どもだったころに経験した苦しみのなかには、偏見や差別によるものがあったのだと悟った。さらに、あるレベルではずっと認識していたのかもしれないが、別のレベルでは差別だと理解したくないから目をつぶっているのだと気づいた。ケビンは直観的に自分の精神状態を鋭く見抜いていた。後の章でまた述べるが、人間の心は、知識を区分して、他の目的には使えても意識的な思考には利用できないようにする。つまりは知っていながら同時に知らないでいるのがうまい。大学のクラスでケビンの置かれた環境は、大体においてかつてとは異なり、たったひとつの中心的な文化や肌の色だけを認めるものではなかった。差別はなお存在するが、ケビンがじかに触れる世界はもっと寛容で多様だった。では、どうして青年のケビンは差別を受けたと認められるのに、子ども時代のケビンは差別を受けたことを認識しなかったのだろうか。

幼いころのケビンには、裏切りに目をつぶる強い動機があった。子ども時代から思春期にかけて、人は自分が何者か、どう世界に順応するか、どうすれば受け入れられるかを学ぶ。この時期がどれほど困難なものかは、誰でも心当たりがあるだろう。もしケビンが自分では変えようのない理由（肌の色、顔つきなど）のために除け者にされ、隅に追いやられていると自ら認めれば、事実を理解したショックは計り知れなかっただろう。アジア系アメリカ人の家庭が他に存在せず、少数民族に対する措置もない地域社会に住んでいたから、自分が拒まれた真の理由を知って得るものはほとんどなく、失うものは多かった。偏見について知れば、ケビンは疎外されたと意識し、そのためさらに他者に受け入れられなくなるような行動を取ったことだろう。疎外されたために、うまくやっていく必要のある地域社会そのものから退いてしまったかもしれない。

差別されていると認識していたら、少なくとも社会的、教育的な必要を満たす力はある程度損なわれていただろう。そのうえ、おそらくケビンが目をつぶっていたことが両親の対応の助けとなっていたと思われ、ケビンが物事をもっとはっきりと見ていたら、仲間の生徒や教師だけでなく、両親までも遠ざけてしまっただろう。真実を見ていたら激しい波風が立ち、船は沈んでしまったかもしれない。

自分が公平に扱われるという強い信念を持っていたケビンだからこそ、彼が味わった体験には裏切りが関わってくる。ケビンの信念は平等、公平、正直を重視する価値体系から自然に生じたものだ。アメリカでは、この価値観は小学校生活を通じて繰り返し教えられる。ホレイショー・アルジャーの小説を読むことから、実力に基づく序列制度について学ぶことまで、アメリカ人は正義と平等を尊ぶ社会生活に順応できるように教育される。（註2）問題は、周囲の至るところで不公正や不平等がしょっちゅう見られるというのに、人がこれに気づかずにいることだ。不公正や不平等は、信頼に背くという点において裏切りの一種である。人は誰もが自由だ、というもともとの約束に背いている。

作家であり弁護士であるフランク・ウーも、ケビンと同じ体験を語っている。ウーの両親は中国からアメリカに渡った。(註3)

私はあなたがそうであるようにアメリカ人です。だって中国語を話しませんから。箸を使うのは本当に下手だし。

私は取引を果たしました。同化すれば受け入れてもらえるという取引です。三〇年前、五歳で学校に行ったときに、私が同化すれば受け入れると教師からも生徒からも言われ、言葉でなければ態度ではっきり示されました。同化しなければ受け入れない、見た目がおかしな料理を食べ続けるなら、英語をうまく話せないなら、私は異なっているからいじめるのは当然だと彼らは考えたわけです。けれども彼らのようになれば、私を認めようというのです。

私はそうしました。ビー玉のはじき方を覚えました。野球カードを集めました。模型飛行機を作りました。中国文化については何の知識もありませんでした。大学に行くと、「西洋の基準を学ぶ必要がある」と言われました。だから学んだ。私はシェークスピアを知っています。シェークスピアの大ファンです。『リチャード三世』の冒頭の四五行を覚えていて空で言えますよ。それから私にはなまりがありません。電話だと、私はごく平凡なアメリカ人で通るのです。名前はフランク・スミスだと告げても問題なく、会って初めて、「スミスさんですか。どうやってスミスになれたのですか」と言われます。目に見えない存在だったら、あらゆる意味で事実上フランク・スミスになれたのです。

そして皮肉なことに、私が順応すればするほど、ふたつの区分があるのに気づかされます。いまだに新参者のように扱われることはありますが。それを別に苦々しいとは思いませんが、なかには取引を反故《ほご》にした人もいました。

フランク・ウーもケビン・ナカムラも順応しようと子どもなりに最善を尽くした。ふたりはアジア系アメリカ人ではなく、アメリカの白人のように暮らした。これは生き続けるための戦略だった。ケビンは裏切りに目をつぶったおかげで、公正ではないが何らかの好ましい利益を与えてくれる地域社会とのつながりを維持でき、子ども時代を生き延びられた。ケビンが不公平を認識し、怒って行動したり、あるいは退いたりしていれば、地域社会との希薄なつながりを断つ危険があっただろう。子どものケビンには、どのような直接的対決によってであれ、地域社会の偏見や差別を変える力はなかっただろう。これに対して、いったんケビンがアジア系アメリカ人に対する差別の少ない大学社会という別の環境に身を置くと、差別という現実を認識することでのリスクは減り、得るものが多くなった。それどころか、ケビンの認識が高まると、ケビンにも世の中にも多くの利益をもたらした。ちょうど大学で学んでいた差別の歴史と自分の過去との類似性を知ったケビンは、裏切りを認めるのは苦しかったが、知的にも感情的にも解放された。大学生活が進むにつれ、自分を差別しない、偏見を持たない友人を多く見つけていった。差別や偏見の問題を深く理解したケビンは、将来の世代が差別に苦しむことが少なくなるように、社会正義を促進する仕事に就きたいと思うようになった。もしもケビンが個性をほとんど損なうことなく子ども時代を生き続けられなかったなら、後の彼のようには社会に貢献できなかっただろう。裏切りに目をつぶるのが当時の彼にとっては選びうる最善の選択だったのかもしれない。今、ケビンは子どもを自分のように困難な状況に置くことのない世界を作り出す役に立ちたいと考えている。

裏切りとは信頼を欺くということ

信頼関係は、個人の幸福や成長、親密で愛情に満ちたパートナーや友人との関係、社会的、国際的な公正や平和の基盤となるものだ。しかしそのどれにも、広く裏切りが見られる。裏切りは個人レベルで人を害し、人間関係や信頼する力を破壊し、国内外の関係に入り込んでしばしば戦争を引き起こす。論理的には、人は裏切られると状況に立ち向かい、裏切った者をこらしめて、また生きていくものと考えられる。だが先に述べたように、事はそれほど単純ではない。関係が非常に重要だったり、人が裏切りに対処できるほど精神的に強くなかったりすることもあるからだ。

さらに他にも複雑な問題がある。妻や夫が他の相手に書いたラブレターを読む、あるいは政府が国民に嘘をついた証拠が見つかるなどして、明らかに裏切られているとわかることもある。だが、たいていはケビンの経験に見るように、はっきりとした裏切りの証拠があるのではなく、何かおかしいと感じているにすぎない。それが何かはわからないが、居心地の悪さや罪悪感や不安がある。先にも述べたように、虐待を受けた子どもは裏切りだと理解できず、信頼していた親に攻撃されると自分が悪いからだと考えるしかない。裏切られた妻や夫が、何が起きているかを理解するのに長い時間がかかることもある。感情的、認知的な難問なのだ。人は裏切られたという気持ちを抱えながら、あるいは裏切りを知りながら生きていけるはずはないのだが、たしかに、ある意味で知っていることがありえる。

人は人生で裏切られたり、他者の人生に起きた裏切りについて知ったりすると、裏切りの衝撃と裏切りがもたらす結果を考慮するようになる。これは重要なことだ。それはきっと人生の別の状況で、他者をどの程度信頼するかという個人的な尺度に影響を与えるだろう。人生はいいものだと信じる力や、成功して人生から必要なものを見つけられると信じる力にさえ、ネガティブな影響を及ぼすことがままある。信じることができなければ、成長も成功もできない。

第三章

広い範囲に及ぶ、裏切りに目をつぶる現象

あなたや私、つまりすべての人は、裏切られることがある、などという考えには、きっと反発を感じる向きも多いだろう。「私は違う、誰も私を裏切りたいなんて思っていない。だっていい人間だから」と。さらに、たいていの人は、裏切られたらすぐに気づくはずだと思っている。なんといっても、人間は賢い生き物なのだから。ところが、知性とはまったく別の話なのだ。政治的傾向はさておき、誰もが知的な女性と認めるヒラリー・クリントンは、夫のビルとモニカの関係を知っていただろうか。ヒラリーの伝記を書いたゲイル・シーヒィによれば、ヒラリーはふたりの関係を知ろうとしなかった。「つまり、これまで数えきれないほどそうしてきたように、ヒラリーの選択は知っていることに目をつぶるということだった」。（註1）この無認識は、ビルの裏切りが大々的に報じられ、ビルがヒラリーに告白せざるを得なくなり、ヒラリーが目をつぶっていられなくなるまで続いた。シーヒィによれば、ヒラリーもビルも、自分たちの結婚生活の実態と、それが招いたビルの不実な行動という必然的結果を、周到に回避して関係を維持していた。ヒラリーは至るところに証拠があるにもかかわらず、夫がモニカだけでなく一連の女性とふしだらな関係にあったことに目をつぶっていた。優秀で、強く、まれに見る成功を手にした女性であるヒラリーは、裏切りに目をつぶることに長けていた。

二〇〇三年制作のドキュメンタリー『キャプチャリング・ザ・フリードマンズ』は、裏切りについて知っていながら知らないという複雑性に迫った作品でもある。（註2）一九八〇年代後半、アーノルド・フリードマンは経営していたコンピュータ教室の少年を十人以上も性的に虐待したと訴えられた。アーノルドが当局の注目を引いたきっかけは、北欧から郵送された児童ポルノが途中で取り押さえられたことだった。警察はアーノルドの自宅の捜査令状を取り、大量の児童ポルノが発見された。かなり後に行われた撮影で、捜査時にアーノルドの妻だったエレインは、家中にはっきりと目に見える形で置かれていた児童ポルノが当初は見えなかったと語った。

取り調べが進むなかで、あるとき、たしかナッソー郡の警察だったと思うけど、「さあ、この雑誌を見なさい」と雑誌を見せられました。写真がああいうものだったので、警官たちは私に見せるのが気まずそうでした。そして、あの、私には見えなかった〔傍点訳者、以下同〕のです。目は写真の方を向いていました。けれども脳は何も認識しなかった。取り調べがすっかり終わってから、弁護士に雑誌を見せてられて、そのとき見たのです。初めて本当に見ました。そして、見たものが信じられませんでした（ため息）。こういうものが、まさか世の中に存在するなんて思ってもいませんでしたから。だってうちは中流の家庭で、教養があり、そしていい家族だったのですから。どこからこんなものが出てきたのでしょう。

エレインが「私には見えなかったのです。目は写真の方を向いていていました。けれども脳は何も認識しなかった」と語ったとき、彼女はまさに、裏切りに目をつぶる現象について述べていたのだ。このように、はっきりと目に見える形でそこにあるものが見えないという現象であることから、私たちは「目をつぶる」という言葉を用いている。この言葉は私たちの意図する意味を捉えているものの、いくつか問題もある。目をつぶるという表現は、身体的状態も抽象的な意味合いも含むため、正常な身体に対して病んだ不完全な身体があると想定する「健常者優先主義」を反映しかねず、またこの主義に寄与する可能性も否定できない。この理由で、私たちは目をつぶるという言葉を用いるかどうか悩んだ。

今日では、誰もが視力の乏しさを無知と同一視する文化的、言語的体系のなかで生きている。理解について視覚に関連する用語を使わずに言うのが非常に難しいことに、あなたもすでに気づいているだろう。たとえば、「何を言いたいのかが見えた」「私の見方はあなたと違う」「あなたの考えは実に明快だ」などと言う。この視覚と情報の重なりは、「行為に結びついた認知」として知られる認知的傾向の必然的な結果で、それというのも人は基本的に身体を通して物事を理解するからだ。

「目の見えない」(blind)という言葉の場合、知識と視覚の結びつきは明らかだ。最古の語源は「視力のないこと」ではなく「混乱と闇」だ。やがて言葉は発展し、相互に関連するふたつの基本的意味を持つようになった。つまり、(一)見ることができない、(二)知覚あるいは理解しようとしない、またはできない、である。私たちはこの両方の意味で、「裏切りに目をつぶる」という表現を使っている。だが身体的な視力障害を含めるつもりも、理想的な集団が標準で他はすべて能力が劣っていると見なすような組織的裏切りに寄与するつもりもない。裏切りに目をつぶる現象には、目に見えない場合だけでなく、明らかなはずのことが聞こえない、感じられない、あるいはわからないといった場合もありうる。さらにまた、身体的に目が見えない人が、視力のある友人よりも裏切りをよくわかることもある。裏切りに目をつぶるという言葉を用いるのは、伝えたい意味を非常によく捉えていて、他に意味を完全に伝える語句が見当たらないからだ。いつの日か、視力のないことと、より抽象的レベルで見えないことを、さらに明確に区別する言葉ができればよいと思う。

裏切りに目をつぶることは、駆け引きではない。たしかに、人は社会的な関係を円滑にするために、裏切りに気づいていながら、意識的に知らないふりをすることがある。スティーブン・ピンカーは、何かを言うのが危険すぎるとわかっている、あるいは危険すぎると思っているときに人々がする駆け引きについて述べている。（註3）たとえば、警官に対してあからさまに賄賂を申し出るのではなく、「今、違反チケットの支払いをしてもいいかな」などと、慎重に言葉を選んで賄賂をにおわせる。典型的な例は『裸の王様』の物語だ。みんな王様が裸だと知っているが、誰もあえて口に出そうとはしない。だが、いったん王様が裸だと声が上がると事態は一変する。それは王様が裸だと知ったからではなく（みんなはすでに知っている）、もう周知の事実になったとわかったからだ。ピンカーは、情報が一般常識のレベルになると（つまり、あなたが知っていると私が知っているとあなたが知っていると私が知っている……）、人はもう事実をもっともらしく否定できないと指摘している。

結婚生活における不倫のような裏切りの場合ならば、裏切りを知っているが、話し合うのはリスクが大きすぎると思っているケースも多いだろう。しかしパートナーに大きく依存し、そして愛している場合に、裏切られていないふりをするのはかなり難しい。裏切られたときの自然な反応は、立ち去るか対決するかで、どちらの反応も繰り返し意識的に抑圧するのは難しいものだ。少なくともこのレベルになると、ふりをするにも相当の注意と努力を要する。悪くすれば見せかけが破綻し、真の感情が漏れ出て、守らなくてはならない関係を危険にさらしてしまう。こうした社会的な駆け引きができるほど社会的、認知的に成熟していない幼い子どもの苦境を想像してみてほしい。このような場合には、本能がよい解決法を知っていると私たちは考える。裏切りに目をつぶっていれば、そもそもふりをする必要がない。この現象について、エレイン・フリードマンは夫のポルノ雑誌を見せられたときに語ったのだった。「そして、私には見えなかったのです。目は写真の方を向いていていました。けれども脳は何も認識しなかった」。これは見えないふりをしていたのではなく、見えていなかったのだ。

裏切りのなかでも、特に信頼している身近な人物からの裏切りは、甚大な影響をもたらすことがある。心理療法のクライエントは決まって、親からの性的、感情的、身体的虐待を訴える。クライエントは裏切りという言葉を使わないだろうし、こうした出来事を裏切りとは認識していないだろうが、愛し守ってくれるはずの人物による手ひどい裏切り行為だ。（註4）心理療法のクライエントはまた、不倫、支援制度のない職場における嫌がらせ、友人の裏切りなど、大小さまざまな裏切りを訴える。けれども、現在の心理学は症状の軽減と精神障害ばかりを重要視しているので、セラピストや善意の友人は、苦しむ人の生活にきわめてよく共通して見られるこの特徴をしばしば見逃してしまう。手ひどく裏切られた人に顕著に見られるうつ状態や不安を、根本的な原因に取り組まずに軽減しようとする。

もうひとつの事例は、アーノルドの弟であるハワード・フリードマンの不幸な体験だ。『キャプチャリング・ザ・フリードマンズ』によると、アーノルドは手紙で弟に対する行為について述べている。（註5）

この話は私が子どもだった五〇年前に遡《さかのぼ》る。思春期になると、私は芽生えてきた性癖の相手を探し始めた。初めて相手を見つけたのは一三歳のときで、それは八歳の弟だった。数年にわたり、公然と性的関係を持った。

弟のハワードには性的虐待を受けた記憶がない。ドキュメンタリーの中で、彼は次のように説明する。

兄が、子どもだった私とセックスをしたと言ったのは知っています。ですが、私は少しも覚えていません。何も覚えていないのです。ここに［と額に手を当てる］、叫んだり、悲鳴を上げたり、泣きわめいたり、逃げようとしたり、不幸せだった……そういう記憶はありません。私は、私には、何も……。もしかすると、いつか扉が開くかもしれませんが、早くしてくれないと。もう六五歳ですからね、そのうちどうでもよくなるでしょう。

多くの女性や男性から裏切りや裏切りに目をつぶる話を聞いてきた。なかには、記憶から消えたりごく些細なことになっていたすさまじい暴力行為を語るクライエントもいる。暴力は比較的少ないが、親しい関係にある人からにひっきりなしに裏切られる生活を語るクライエントもいる。これら親しい相手による裏切りの話は、本書にいくつか記載した。

裏切りはさまざまな場面で起きる。親しい関係における出来事ではない場合も多い。職場で、家庭で、社会で、人は裏切られることがある。第二章のケビン・ナカムラとフランク・ウーの体験談に見られるように、社会的な不正や抑圧さえも、裏切りや裏切りに目をつぶることと密接な関わりのあることが多いのだ。この社会全般に見られる行為を裏切りとする要因はふたつある。まず、社会全般の行為には個々の人間の相互作用がともない、個人レベルの不正行為や抑圧行為の多くは、他の個人的裏切りにそっくりである。次に、社会の平等と公正には、公然の想定と暗黙の想定があり、この両輪が、社会に暮らす成員間の「社会契約」を形成する。差別が生じれば、これは平等契約に対する裏切りである。不平等が存在すれば、これは公正（もしくは公平）に対する裏切りとなる。本章と第四章では、人が裏切り裏切られる多くの方法のうちいくつかを見ながら、この問題についてさらに詳しく考えていく。

機中の少女

二〇〇八年八月、私たちはオレゴン州ポートランドの連邦犯罪裁判所で、裁判を傍聴した。心理学者であるジェニファー・フレイド〔本書筆者のひとり、以下同〕が検察側の弁護人および専門家証人を務めた。ジェニファーは性的暴行の被害者の反応について、研究でわかっていることを陪審員に伝えるように求められていた。この専門家証言が必要だったのは、広く一般の人々、つまり陪審員となる可能性のある国民が、性的暴行の現実に無知であるからに他ならないことを、私たちは知った。研究成果を広めることや、社会的公正や刑事裁判についての啓発がいかに大切であるかを気づかされる思いだった。私たちの研究成果は、適切な人々に届いたとき初めて影響力を持ちうる。陪審裁判の場合、適切な人々とは陪審員だ。適切な専門家証言がなければ、被害者は裁判経験によって再び裏切られることになるだろう。

陪審員は常識と理性に基づいて判断するように求められる。これは常識と理性が経験上の事実と一致していればうまくいく。しかし、陪審員の多くが無知であるか、悪くすれば危険な神話に固執している場合、刑事裁判制度は危機に瀕《ひん》する。そして、多くの人は被害者心理についての正確な知識がない。「レイプ神話」や「児童の性的虐待神話」と研究者が呼ぶ考え方を、ある程度正しいと思っている人が少なくないのだ。レイプ神話とは、レイプの責任は被害者にあり、レイプした加害者に罪はないとしがちな誤った考えだ。なぜ誤りかといえば、科学的エビデンスに矛盾しているからだ。たとえば、被害者の服装がレイプを招いたというような考えがこれにあたる。また、男性は性的衝動を自制できないという理屈もそうだ。同じように、児童への性的虐待についても、子どもの振る舞いや服装が性的虐待の原因だという誤った認識が厳然と存在している。こうした神話は公正を著しく損なう働きをすることがあり、すでに犯罪によって裏切られた被害者が、法廷で再び裏切られる要因になりかねない。

フレイドが専門家証人を務めた刑事裁判は、飛行機内での虐待をともなう性的接触行為についてのものだった。被害者は当時一六歳の少女で、被告は三二歳のコーチだった。犯罪が州境を横切る飛行機内で起きたために、事件は連邦裁判所の管轄となった。

被告はＦＢＩ捜査官に、性的行為が実際にあったことを認めた。コーチと選手の間には、それまで恋も、いちゃつくことも、誘惑もなかった。ふたりはスポーツ行事からの帰途だった。被害者は窓側の席で毛布をかぶって眠っており、被告は隣の席に座っていた。夜間で機内は暗かった。少女が目を覚ますと、コーチが衣服の下に手を入れて体を触っていた。被害者は自分が窮地にあると知っても何もできず「凍りついた」。

連邦の強制わいせつ事件における同意能力年齢は一六歳である。被告側は、暗黙の同意を大きな争点とし、事件を合意の上でのセックスと説明しようとした。少女が性的押しつけを望まなかったのであれば、どうして拒否する行動を取らなかったのか。最終論弁で、被告側の弁護士は、被害者とコーチが機上で共同して「特別な空間」を作り出し、後にそれが崩れたことで被害者が「性的後悔」を抱き、性的な行為に同意していなかったと主張したのだと述べた。

アメリカの法廷において、性的暴行事件の同意をめぐる事案は、今日もなお難題だ。『望まないセックス――脅しの文化と法律の不備』（Unwanted Sex: The Culture of Intimidation and the Failure of Law）で、スティーブン・シュルホファーは同意法の歴史をたどっている。（註６）それによると、一六世紀には「窃盗に関する慣習法で所有者の財産が保護されるのは、犯罪者が所有者の意思に反し力ずくで持ち去る場合のみだった」（ｐ３）。しかし「初めはゆっくりと発展した法が、越えがたい溝を埋めた」（ｐ３）。今日、法は「所有者本人の同意がなければ、所有権に対する事実上すべての侵害を処罰する。だが性的暴行に関する法には、そうした発展や現代化は見られない」（p4）。言い換えれば、玄関のドアに鍵がかかっておらず、知り合いの誰かが家に入り込み、あなたが部屋の隅ですくんでいる間にノートパソコンを持っていけば、はっきりした許可を与えていない限りこれは犯罪である。ドアに鍵をかけていなかったこと、先立ってノートパソコンを置いていたこと、あるいは盗む間沈黙していたことで、所有物を渡すことに暗黙のうちに同意したとは主張できない。

この状況を、被害者が服装を非難されたり、積極的に拒まなかった責任を挙げつらわれたりすることの多い、現在の性的暴行についての考え方と比べてみてほしい。さらに性的暴行に関する法律は、現在のところ同意能力年齢の線引きが一貫していない。また同意する自由意志を大きく弱める可能性のある、その他の力の格差の諸側面（当局や権力の公的役割など）もほとんど問題にしていない。

フレイドは専門家証言で、被害者についての研究結果を生かし、性的暴行に対する消極的反応は決して特殊なものではないと陪審員に伝え、反応に関わる恐怖や無力感といった要素についての研究のいくつかも論じた。何よりも重要なのは裏切りの概念だった。被害者の少女にとってチームでの自身の地位はコーチ次第であり、彼女はコーチを信頼していた。コーチは少女の二倍の年齢で、少女はコーチの庇護下にあった。つまり少女の消極性は裏切りに目をつぶる現象と完全に一致する。最終弁論で、検察官は犯罪被害者が多くの場合に消極的な反応を示すと陪審員に改めて強調することができ、また同意の上だったという被告側の主張に反する重大な証拠をすべて提示した。陪審は被告に有罪の評定を下した。

マーク・ウォーカー――もうひとつの裏切り

二〇一一年四月、連邦仮釈放者管理官マーク・ウォーカーは、二〇〇六年から二〇〇九年まで自分の直接の監督下にあった複数の仮釈放中の女性に対する性的接触と性的暴行について有罪を認めた。(註7) ウォーカーは自分の立場を利用して女性を意のままにし、望まない性行為を強要した。ウォーカーは大胆かつ傲慢な加害者で、強大な組織的権力を自分の満足のために利用できた。監督下にあった女性のうち、少なくとも一五人が不適切な関係についてウォーカーを告発したが、出訴期限法などのため、訴えがすべて刑事事件になったわけではない。この種の虐待には裏切りが大きく関わり、多くが社会的、組織的背景に帰因する。

ウォーカーが標的にした女性には、さまざまな弱みがあった。まず、女性の多くはすでに親しい関係にある者から虐待を受けていた。第九章で述べるように、裏切りが非常に有害である理由のひとつに、被害者が再被害者になりやすいという一面がある。次に、女性たちの運命はすべてウォーカーの手に握られていた。えこひいきもできれば(麻薬検査を課さないなど)、懲らしめて(仮釈放の条件を破ったと報告するなど)刑務所に送り返すこともできる。

ジェニファー・フレイドはこの事件でも、再び連邦検察側の専門家証人となった。有罪の申し立てに先立って検察側が直面した問題のひとつは、被害者が当初は虐待を報告しなかったことだった。そのためFBIが捜査の結果ウォーカーの虐待の全体像をつかむまでには、かなりの時間を要した。さらに、女性が当初虐待の訴えを提出していなかったために、ある意味で性行為に同意したかのように受け取られる可能性もあった。女性がこのように口を閉ざしていたことについては、機中の少女が暴行されている間無抵抗だった場合と同じく、陪審員が困惑するかもしれない。だが女性たちの反応は、裏切りに目をつぶる現象として理解できる。彼女たちは完全にウォーカーの支配下にあった。女性の多くは初めウォーカーを信頼し、自分に好感を持ってほしいと思っていた。最初は自分がどれほど虐待されているかに気づかなかった女性もいた。そのうえ、虐待されていると気づいたときには、声を上げても信じてもらえないだろうと恐れる理由があった。女性たちが当初沈黙していたのは、生き続けるためのきわめて当然な行動だった。

幸いにも、最終的にウォーカーは犯罪の責任を問われ、連邦政府は非道な裏切り行為があったと認めた。バイストライン首席連邦判事は、アメリカ政府を代表して被害者に謝罪した。(註8)主席判事は被害者が申し出た勇気と誠実さを称賛した。

二〇一一年七月、ウォーカーは一〇年の禁固刑を言い渡された。判決言い渡しの後で、アメリカ連邦検事のドワイト・C・ホルトンは次のように語った。

ウォーカーの背信行為には愕然とするほかない。監督するよう委ねられた人々を欺き、のみならず、警察および司法関係者の信用を損なった。ウォーカーが長期刑を宣告されたことによって、我々が国民の信頼を裏切る者に責任を問うことが明らかになるよう願っている。

裏切りに目をつぶる特殊な例――ストックホルム症候群

一九七三年八月の六日間、スウェーデンのストックホルムで銀行員が集団で人質になった。世界を驚かせたのは、人質の多くが加害者であるテロリストを慕うようになっていたことだ。人質のなかには、解放された後にテロリストを擁護する者までいた。いったいなぜ、このようなことが起きたのだろうか。この当初は人質になったことに対する矛盾した反応と思われた現象を名づけて、ストックホルム症候群という言葉が生まれた。ストックホルム症候群の特徴は、被害者が加害者に好意的な感情を抱くことにある。個人や集団が身代金目的で誘拐され人質となってから、犯人に対して好意的な感情を生じるという特別な事例がこれに当たる。理論的視点からは、ストックホルム症候群の反応は裏切りに目をつぶる現象の特殊な例として理解される。

裏切りに目をつぶるほとんどの状況と比べて、ストックホルム症候群の特殊性は、辛抱強い世話や信頼関係といったものがそれまで一切存在しないのに、拉致の後に強い愛着感情が生まれる点にある。警察は、ストックホルム症候群が生じるには、拉致犯が人質に一定の優しさ、あるいは少なくとも残酷でないことを示す必要があると考えている。しかし、裏切りに目をつぶる現象の観点からすると、ストックホルム症候群が成立するために何より重要な本質的要素は、犯人側の優しさではなく面倒見のよさであり、人質側の生存は犯人にかかっているという漠然とした、あるいは明確な認識である。つまり被害者は、犯人を養護者として、また生き延びるために必要な存在と感じることで愛着感情を生み、これによって裏切りトラウマ〔裏切りであり心的外傷を引き起こす出来事や状況〕を作り出すのだ。いったん被害者が犯人を必要な養護者だと感じると、子ども時代とよく似たプロセスが生じ、そして犯人に親しみを抱くもっともな理由ができ、その結果養護行動が引き出される。だからちょうど子どもがするように、被害者は犯人の裏切り〔拉致〕に目をつぶる必要がある。犯人を肯定的な観点から見るために被害者は現実を歪め、苦境を生き延びるのだ。

被害者が依存し生き延びることがストックホルム症候群の核心にあるという前提を裏づける事例が、インターネット上のストックホルム症候群に関するＦＢＩの記事にある。〔註９〕そこには次のように書かれている。

> ストックホルム症候群が生じる事件では、人質は犯人に自主性をほぼすべて奪われ、生命や生き続けるための基本的必要を握られた状況に置かれる。人質はおそらく幼児の状態に退行すると述べる専門家もいる。つまり捕らわれた人質は食べ物を必要とし、静かにし、極度の依存

状態にいなくてはならない。対照的に犯人は、子どもを警察の凶器を含めた危険な外の世界から保護する母親役を務める。そして人質は犯人に依存し、感情移入して、懸命に生き続けようとする。（註10）

裏切りに目をつぶったジャック・サンダレスクの物語

人質の状況下で裏切りに目をつぶる深刻な体験をしたのは、自伝『アウト・オブ・USSR――〝天国〟からの脱出』の著者である、故ジャック・サンダレスクだ。（註11）一九四五年、ロシアの一六歳の少年サンダレスクはソ連赤軍に捕まった。そして貨物列車でドネツ盆地（原題『ドンバス』はドネツのウクライナ語名に由来する）の炭鉱に送られる。サンダレスクは強制労働者となり石炭を掘った。生活は過酷で、一度ならず死にかける。ついに彼は炭鉱から逃亡してアメリカへ行き、強制労働者収容所の数少ない生き残りとなった。

ジェニファー・フレイドはサンダレスクの存命中に彼へインタビューする機会を得た。フレイドはサンダレスクに、収容所でどうやって生き続けられたのかを尋ねた。サンダレスクはロシア人の看守と仲良くなり、そのおかげで生きていけたと語った。妻のアニー・ゴットリーブも話に加わった。

ジェニファー（以降**ジ**）：作品を拝読して、看守たちはジャックに物を余分に与えるなど、他の大勢の囚人に対してよりも優しく接しているように思います。そうだったのでしょうか。

サンダレスク（以降**サ**）：看守が私に優しかったのは、ある意味で私も看守に優しく接したからです。私は看守と話しましたが、他の囚人はとても不愛想だった……。看守を憎んでいました。つまり……、看守は仕事をしているのです。政府が命じて……。どうして憎まなくてはいけないのでしょう。私は看守を嫌悪の目で見なかったのです。

アニー（以降**ア**）：つまり、あなたは他の囚人とは違う態度で看守に接したのね。

ジャックは、日中には看守と話し、一緒に笑うことさえあったという。

ア：他の囚人はそこまでしなかったのね、ほとんどが。

サ：ああ、そうだった。まったく話さなかった。それが鍵のひとつだったのだろう。だから看守に好かれたのだよ。

ア：そうね、ただあなたがとてもたくましい労働者だったからではなくてね。だってオマールもとてもたくましい労働者だったけど、看守とは話をしなかったわ。

ジ：つまり、看守はするように命じられた仕事をしているだけであり、看守が仕事をしているからというだけで嫌う理由にはならないとおっしゃりたいわけですね。ですが同時に、看守は実際には必要ではない残酷さを見せることもあったようにも受け取れるのですが。

サ：意識的に残酷になることもありました。

ジ：それを見てどうなさったのですか、あなたは——

サ：私に何ができたでしょう。何もできませんでした。ただ、こいつは最低なゲス野郎だと思うだけでね。

ジ：たしかにそうですね、実際には何もできない。ですがつまり、何を考えていたのでしょう。看守が仕事上必要である以上に残酷なのを見て、どんな気持ちでしたか。

サ：ときどき、看守が若い女性にひどい仕打ちするのを見て——

ア：ひどいって、どういうふうに？

サ：奴らが……女性を殴って……

ア：棒で？

サ：ああ。そういうようなことだよ。

ア：もっと一生懸命に働かせるために？

サ：ああ。どう言えばいいのかな、ときどき板挟みになってね……。その娘たちは、たとえば大学教授の娘のように、肉体労働とは縁のない家庭出身だった。硬いシャベルをつかみ、持ち上げて、石炭のトロッコを空にすることの何を知っているだろう。何も知らなかったよ。柔らかい手をしていて、それに……

ア：あなた、ときどき割って入って、仕事をしてあげたって言っていたわね。

サ：ああ。早くしろと看守が怒鳴るんだ、「早くしろ、急げ」って。空の車が必要だったのさ。私がやったよ。

ア：看守たちは、駄目とは言わなかったの？

サ：言わなかった。

サンダレスクは話を続け、看守は娘を手伝うのを許し、そのうえおやつをくれたと語った。

サ：看守の何人かは、炒ったヒマワリの種をよく持ってきてね。片手に山盛り二杯分もあったよ。

ア：でも、まだよくわからないのだけれど、看守がときによって囚人に酷く接すると言ったわね……。その看守は、別のときには、あなたが笑ったり冗談を言ったりした看守と同じ人なの？

ジャックは看守に同情していたと説明した。

サ：看守だって、孤独になって、話し相手が必要なこともあったのだよ。ライフルを手に立っているんだ、寒い中で一日中ね。寂しくなり、話す相手はひとりもいない。

ア：あなたの話は、囚人としてとても変わっていると思うわ。

サ：そうだね。

ジ：それはあなたが生き続けるのに役立ったと思いますか。看守と親しかったことは。

サ：そうですね。ええ、親しく話をしました、時が経つにつれて。もちろん、役に立ちました。

ジ：あなたが看守と親しくしていたとき、ただ親しいふりをしていたのでしょうか、それとも実際に親しみを感じていたのですか。

サ：あのような状況では、ふりをするのは無理です。親しいふりをすれば、看守は罵倒し、立ち去ってしまいますよ。

ジ：親しさを装っても、見抜かれてしまうということですか。

サ：ええ。親しみを感じれば表に出るものです。

サンダレスクは捕えた側の看守と親しくなることで収容所生活と強制労働を生き延び、最終的に看守の手を借りて逃亡した。彼の著書は、生き続けるには人間の精神力だけでなく、人間関係が非常に重要だという証ともいえる。彼は脳のある部分で、看守たちが冷酷で残酷さを好むと知っていた。しかし看守への愛着のおかげで生き続けられた彼は、看守が残酷さを好むと「知って」

はいなかった。やがてサンダレスクは自分の体験を著書で語った。第一一章で述べるように、語ることはサンダレスクの回復にとってきわめて重要な一歩となった。

ジェイシー・リー・デュガード

ジェイシー・リー・デュガードは一一歳のとき、サウス・レイク・タホのスクールバスの停留所で誘拐された。(註12)自宅が見えるほど近い場所で誘拐され、犯行の目撃者もいた。にもかかわらず、ジェイシーが救出されたのは一八年後だった。一八年の間、ジェイシーはフィリップ・クレイグ・ガリドーに捕らわれ、ふたりの子どもを産まされた。二〇〇九年、ジェイシーはようやく苦難から解放された。両親と再会したとき、子どもは一五歳と一一歳になっていた。この事件は、発生当初からメディアの熱い注目を集め続けた。

ジェイシーは救出された直後、誘拐犯との関係を「結婚生活も同然」と述べて世間を驚かせた。まるで自分を虐待した本人を弁護し、愛情のきずなが生まれていたかのように感じさせたのだ。だが当初は奇妙に思われただろうが、これは裏切りに目をつぶる現象と完全に符合する。苦難を生き延びるために、ジェイシーはガリドーとその妻になつかなくてはならなかった。

ジェイシー救出から間もなく、クララ・モスコウィッツ記者がデュガード事件について書いた。当時世間が疑問に思ったのは、なぜデュガードが自分を苦しめた本人をかばうのかということだった。デュガード事件の記事で、モスコウィッツはデュガードの行動を、裏切りトラウマ理論をもとに説明した。

誘拐犯と親しくなることは、単なる精神的対処法ではなく、物理的な生き残り戦術である。デュガードの命がガリドー夫妻の手の中にあり、食べる物も住むところもふたりに頼るしかなく、自分をさらなる虐待から守るためには親しくなることが何よりも重要だった。（註12）

モスコウィッツが理解したように、誘拐された子どもは無意識のうちに理不尽な扱いをあまり意識しないようにして、食べ物や住む場所を与えてくれる人と親しくなろうとするだろう。被害者は、状況を頭から追い出し、あたかも何も起きなかったかのように振る舞うという反応を見せるだろう。加害者との関係を守ることの方が重要なのだ。反応を示したり反撃したりすれば、虐待者をさらに虐待に走らせ、あるいは被害者が生き続けるために必要な世話をやめかねない。言い換えれば、人は「嫌だ」と言う権限が文句なしに与えられた状況にあれば、嫌なときにはそう言える。だが誘拐犯しか面倒を見てくれる人がいない場合、犯人を敵に回すと困ったことになるのだ。

ストックホルム症候群はまれにしか生じないが、裏切りに目をつぶる現象に関連する出来事や反応は、残念ながらごくありふれている。また裏切り行為における組織的共謀もごく普通のことだ。デュガード事件の場合、組織的裏切りに関連する別の側面の全貌も明るみに出た。一八年続いた苦境の間に、デュガードを救出できる機会は幾度となくあったのである。その中には、警察が情報に従って動かずに機会を逃したケースもあった。だが何より気がかりなのは、カリフォルニア州もまた、誘拐事件の起きる前から性犯罪者として知られていたガリドーを適切に監督できなかったと判明したことだ。

二〇〇九年一一月四日、カリフォルニア州のデイビッド警視長は、報道陣に「仮出所者フィリップ・ガリードに対する適切な監督による更生政策の失敗」と題する驚くべき声明を出し、過失を公表した。この声明は、まるで自ら裏切りに目をつぶったと認めているかのようである。

本日カリフォルニア州警視長デイビッド・R・ショーは、仮釈放中だったガリドーを適正に監督し更生させられなかったこと、また通報に従い被害者を発見する機会を逃したことを公表した。ガリドーは妻と共に、一九九一年に当時一一歳のジェイシー・デュガードを誘拐し性的暴行を加えた容疑で逮捕された。報告によれば、誘拐してからの一八年間、ガリドーはカリフォルニア州アンタキアの自宅の敷地内にジェイシーを監禁、強姦によりふたりの子をもうけた。過去一〇年間、刑務所の仮釈放部はガリドーを監視し……（中略）。

仮釈放部は、ガリドーの住居から裏の敷地に隠ぺいされた囲いまで走るワイヤーがはっきりと見えていながら調査せず、隣人や地元公安局と話をせず、ガリドーが明らかに仮釈放の遵守条件に反したことを示すＧＰＳや他の情報がありながら対処せず、ガリドーの被害者三人の存在を発見できたかもしれない機会を逃した。（註14）

この事例からもまた、裏切りに目をつぶる現象が、目の前にあるものを見ないことにつながりうることがわかる。

第四章

頑なに目をつぶる

カリフォルニア州がフィリップ・クレイグ・ガリドーの監視に失敗した前章の事例に見るように、裏切りと裏切りに目をつぶることは、対人関係を超えた組織的状況でも作用する。アニタ・ヒルは、自分にほとんど力がなく、クラレンス・トマスに気に入られる必要があるときに受けた性的嫌がらせについて語った。(註1)同じ力学は、秘書が自分の仕事ではない個人的な用事や自尊心が傷つくような雑用を頼む上司に我慢している場合にも働く。これらは組織的裏切りに目をつぶる例である。

目をつぶるのは、社会のはなはだしい差別に対する標準的反応でもある。第二章に登場したケビン・ナカムラとフランク・ウーのように、ひどい差別の被害者は目をつぶっていようとすることがある。差別に目をつぶるこの反応は、ホロコースト否定論への支持者が絶えないことや、性差別や人種差別が客観的に存在することを証明できる場合であっても、被害者が差別の事実を否定することがある一因でもあるのだろう。また権力を持つ人、あるいは権力があると考えられている人の存在が、他の人たちに裏切りに目をつぶらせる動機となることも多い。

二〇〇三年、当時アメリカ合衆国国務長官だったコリン・パウエルが、アメリカ国民にイラクが大量破壊兵器を所有していると語ったとき、事実ではないことを信じようとする集団的意思の一要素として、裏切りに目をつぶる現象があったのではないだろうか。(註2) カリフォルニア大学サンタクルーズ校の心理学教授アイリーン・ツルブリッゲンは、裏切りトラウマ理論に基づき、アメリカ大統領をはじめとする政府高官が言ったこのような嘘を国民が信じる気持ちを分析した結果、嘘をついている人物を精神的あるいは経済的に信頼している国民が、欺瞞のしるしに最も目をつぶりやすいと示唆している。(註3)

明白な虐待という状況では、加害者は被害者を操り、沈黙させ裏切りを気づかせないようにするだろう。たとえば、頑なに目をつぶることを求める指導者は、恐怖を声高に広めることがある。国民は怯《おび》えるとさらに指導者を頼り、そのためますます指導者の嘘と裏切りに目をつぶる恐れが高くなる。実のところ、虐待者は数々の方法で虐げられた人々がそれと気づかないように仕向けるだろう。そして組織的裏切りとそれに目をつぶる現象が多発することになる。

雇用主の組織的裏切り

大組織での雇用という状況においては、巧妙な組織的裏切りが起こる。従業員が雇用主に裏切られているなら、そして従業員にとってその職が不可欠であれば、裏切りに目をつぶる現象を構成する要素はそろっている。たとえば大会社なら、おそらく性差や人種に基づき、一部の社員を意図的に虐げる構造が見られるかもしれない。従業員がこのような不公正に立ち向かえば職を失うリスクがある。つまり、そこには不公正を見ない暗黙の理由がある。これは実によく見られるケースだ。

雇用主の従業員に対する裏切りと考えられる行為には、他に従業員が病気や妊娠などで体が弱ったとき保護しないことが挙げられる。この問題を重く見た政府は、育児介護休業法（FMLA）を制定して従業員を保護している。(註4) しかしFMLAによる保障は短期間にすぎず、疾病が長期に及ぶと、従業員が仕事を失うリスクは高まる。たとえば、大企業の管理職だったトムは、がんになりFMLA給付を受けた。FMLAの保障期間が過ぎても、病気休暇が残っていた。ところが自宅で薬物療法による衰弱から回復していく間に、雇用主は組織再編を図り、トムの戻る職場はなくなってしまった。雇用主によるこのような裏切りに直面したトムにとっては、もはや裏切り目をつぶる動機はどこにもないだろう。だが周囲の同僚は皆、職を失うという危機意識が高まり、ますます不公正を見なくなっていくに違いない。こうして組織的裏切りと裏切りに目をつぶる現象がはびこっていくのだ。

教会における性的虐待の隠ぺい

組織的裏切りでいちばんよく知られている例はローマカトリック教会の児童に対する性的虐待の隠ぺいだろう。十年以上前にニュースとなってから、継続的に取り上げられてきたこの性的虐待は、明らかに聖職者による被害者への裏切りである。そして犯行の隠ぺいは、被害者はもちろん他の多くの人々に対する裏切りでもある。隠ぺいによって虐待は続き、いわば共同で裏切りに目をつぶる現象を生む。事実の否定と継続的隠ぺいは、結果的に多くの危害と苦悩をもたらした。二〇一一年、アイルランドで新たな申し立てと、これに関連する隠ぺい工作が明るみに出た。同年七月に〈ニューヨーク・タイムズ〉紙は次のように報じた。

アイルランド政府が水曜日に発表した批判的報告によれば、アイルランドのローマカトリック教会は、ごく最近の二〇〇九年まで聖職者による児童への性的虐待を隠ぺいしてきた。同教会が児童保護のガイドラインを出してからかなり経つが、ローマ教皇庁はガイドラインを無視し、暗黙のうちに隠ぺいを促した。（註5）

同年七月、アイルランドの〈インディペンデント〉紙は、コーク北部の女性がクロイン教区で性的虐待を受けたという別の事件を報じた。（註6）記事によれば、被害者女性は「地元の聖職者に対する信頼が、恥辱と裏切りという終わりのない悪夢に変わった」と語っている。同紙は、さらにこの裏切りについて次のように説明した。

女性（希望により身元は秘す）は、わずか一四歳にも満たないときに虐待されてトラウマを抱えながら、その後人生を立て直した。彼女は信じられないような形で信頼を裏切られ、ふたりの聖職者から数年間にわたり凌辱された。

「私は一九七〇年代後半から八〇年代前半にかけて、ふたりの聖職者に性的虐待を受けました」

女性はついに、自分は何も悪いことをしていないという思いから、他の被害者とともに司法手続きを通じて虐待者の罪を問う決心をした。だが加害者の責任を追求する行動に参加した被害者は、さらなる裏切りを知ることになる。記事はこう続く。

被害者たちが勇気を奮い起こして虐待の事実を明かすまでに何年もかかったが、教区は膨大な数の虐待被害の訴えをなかなか取り上げようとしなかった。

被害者が何よりも驚いたのは、自分たちを守ろうとすべき人々が、教会をどんな些細な論争からも守る方を明らかに重要視したことだった。とりわけ不快だったのは、教区が虐待の最初の申し立てを受けて直ちに適切な行動をとっていれば、関わった聖職者の少なくともひとりは、子どもたちの近くにずっといることはなかっただろうという事実である。

組織的裏切りに関する調査——婦女暴行事件を取り巻く裏切り

最近の調査研究でカーリー・スミスとジェニファー・フレイドは、婦女暴行が組織的に予防できなかった場合や、発生時に被害者を支える対応ができなかった場合に、婦女暴行の害がさらに悪化すると述べた。（註7）ふたりは婦女暴行事件をめぐる出来事について組織（たとえば大学、教会、男子大学や女子大学の社交クラブなど）の関連を調べた。調査を行うためにはまず組織的裏切りを評価する手段が必要だった。そこで開発したのが組織的裏切り質問票（ＩＢＱ：Institutional Betrayal Questionaire）で、これは婦女暴行に至るまでと、暴行以後の両方についての組織的裏切りを評価するものだ。ＩＢＱや他の質問表を使い、女子大学生三四五人から、望まない性体験、トラウマ症状、組織的裏切りの経験に関する自己報告を収集した。

女子学生の半数近く（四七パーセント）は、婦女暴行の経験が少なくとも一回あると報告した。三分の一を超える学生は、何らかの形で組織的裏切りを経験していた。組織的裏切りを報告した学生の半数近くは、今でも組織の成員だった。非常に衝撃的だと思われるのは、婦女暴行が取り締まられた後でさえ、組織的裏切りがトラウマ症状を引き起こすと考えられることだ。すなわち、望まない性体験という形での組織的裏切りを受けたと答えた学生は、高レベルの不安、性的トラウマに特有の症状、性的機能の問題があると回答しているのである。組織的裏切りがきわめて有害であることは明らかだ。

二〇一一年後半、組織的裏切りの驚くべき事例が明るみに出た。ペンシルベニア州立大学のフットボール部助監督だったジェリー・サンダスキィの事件に関連するものだ。サンダスキィは何年もの間に起きた四五件の児童に対する性的虐待について有罪となった。また大学当局は虐待の事実を知りながら報告していなかった。二〇一二年七月一二日に公表された特別捜査弁護士報告書（フリー・レポートとして知られる）は、次のように述べている。

調査結果で何よりも残念であり反省すべきなのは、ペンシルベニア州立大学の最高幹部のほとんどが、サンダスキィの被害者となった子どもたちの安全や幸福を何も考慮しなかった点である。一四年間、被害にあった子どもを保護する措置を、何ひとつ取っていない。サンダスキィが逮捕されるまで、スパニア氏［元同大学学長］、シュルツ氏［元同大学副学長］、パターノー氏［フットボール部総監督］、カーリー氏［元競技局長］に、サンダスキィによる被害者の安全と幸福を懸念するような行動も言葉も、一切見られなかった。（註8）

結局、ジョー・パターノーが事件の隠ぺいに加担したという理由で解雇されたとき、多くの人々は児童虐待にではなく、パターノーの解雇に憤慨した。パターノーが死去し、サンダスキィが有罪判決を受けた後ですら、パターノーを支持する人々が存在する。なぜ児童への性的暴行犯と結託した者の肩を大勢が持つのか、不思議に思うだろう。パターノーは裏切りに目をつぶり、サンダスキィが子どもを次々と性的虐待の餌食《えじき》にする状況を作り出した。性的虐待を隠ぺいし、後に数人からの抗議も隠ぺいしたことは、組織的および社会的裏切りに目をつぶった典型的な例だ。

抗議者が当初は虐待の事実を否定したこともまた、自宅のすぐ近くで虐待が起きたと認識するのを避けるという視点から理解できる。ペンシルベニア州立大学で、サンダスキィ事件やパターノー事件と直接に関わりのなかった多くの人自身が、または彼らの親しい家族や友人が、間接的に虐待の被害者であり、あるいは虐待の加害者である場合さえあった。彼らは大学で起きた虐待を否定して、虐待に目をつぶるのに手を貸した。だが同時に、後に彼らが事件を認識し激怒したことは、肯定的なしるしでもある。この規模の性的虐待および関連する隠ぺいは特別なものではないが、申し立てられた告発や責任があるとされた役員の数、また事件に対する怒りの大きさはまれに見るものだ。ペンシルベニア州立大学で生じた怒号は、沈黙よりもはるかにましである。

軍隊における性的トラウマと裏切りに目をつぶる現象

組織的裏切りの状況で最近明るみに出たものに、軍隊における性的トラウマがある。軍隊の性的トラウマはかなり昔から、おそらく戦争というものが現れたときから生じてきた。だが軍隊での性的トラウマの横行や、性的トラウマが生む広範な被害は、学問的なトラウマ研究においては比較的新しいテーマだ。軍隊の性的トラウマは組織的裏切りと関連がある。というのも軍隊は伝統的に、軍内部で性的トラウマを防止したり、性的トラウマの存在を認めたり、性的トラウマが生じたという報告があっても直ちに対策を講じようとしないからだ。このため被害者が沈黙することが非常に多い。ダール・ジャマイルも、二〇一〇年一二月にニュース専門のカタール衛星テレビ、アルジャジーラ・イングリッシュで次のように報告している。

ビリー・キャプショーは、一九七七年に一七歳で陸軍に入隊した。衛生兵としての訓練を受けた後、ドイツのバームヘルダーに配属された。同室者となったジェフリー・ダーマーは古参の立場を悪用し、キャプショーが正規の任務も郵便物も給料も確実に与えられないように計らった。若い衛生兵を完全に孤立させたダーマーは、定期的に性的暴行を加え、レイプし苦しめた。やがてダーマーは、一七人の少年や男性を殺害した悪名高い連続殺人犯にして性犯罪者となり、一九九四年にコロンビア刑務所で収容者に撲殺された。

キャプショーは当時をこう振り返る。「若かったし、どう対処すればいいのかわからなかった。上官に訴えても信じてもらえない。何度も繰り返し助けを求めても、誰も助けてくれなかった」

おそらくキャプショーは死ぬまで、力を吸い取られるような苦しみに向き合わなければならず、これは軍隊の性的トラウマの体験者に共通して見られる症状だ。


ダール・ジャマイルはまた、次のように言及する。


軍隊の性的トラウマ（MST：Military sexual trauma）経験者であるスーザン・アビラ・スミスは、退役軍人の圧力団体ウイミン・オーガナイジング・ウイミン（Women Organizing Women）の理事だ。これまで一五年の間にMSTのさまざまな回復段階にある女性患者と数十人の男性患者の力となり、MSTの悲惨な影響に詳しい。

「この人たちは考えられないほどひどく傷ついています」とアルジャジーラでスーザンは語った。「私が扱った三〇〇〇人のうち、就職したのはたったひとりです。戦闘による精神的外傷もひどいものですが、MSTの場合は加害者が敵ではなく兵士仲間なのです。戦っている相手は友人や同僚であり、命令を下す人が背を向けるのです。仲間の裏切り、そして司令官の裏切りは、性的暴行そのものよりもさらに悪いと被害者は言います」（註9）

二〇一〇年の終わりごろ、兵役女性アクションネットワーク（SWAN：Service Women's Action Network）とアメリカ市民的自由連合（American Civil Liberties Union）は、国防総省（DoD：Department of Defense）と退役軍人省（VA：Department of Veterans Affairs）を相手に、「軍隊内でのレイプ、性的暴行、性的嫌がらせなどの事件を記録した政府資料を探すという、情報公開法に基づく請求に応じなかった」として訴訟を起こした。訴訟の目的は「国民の関心事である、軍内部におけるMSTの広がり、MSTおよび関連する他の障害に関するDoDとVAの方針、さらに各省のMSTへの対応の本質に関する記録の公開許可を手に入れること」だった。

兵役女性アクションネットワーク（SWAN：Service Womenn's Action Network）とアメリカ市民的自由連合（ACLU）は、報道発表で次のように述べている。

「政府が、軍人の男女が負った性的トラウマに関する包括的で正確な情報の提供、またMST被害者が退役後に受ける治療や給付金について、最初の一歩を踏み出すことさえ拒んだ事実は、あまりにも多くのことを物語る」と元海軍大尉でSWAN常任理事のアヌラーダ・バグワーティは述べた。「DoDとVAは軍人の利益を第一に考え、軍内部の性的トラウマに関する情報を白日の下にさらすべきである」（註10）

報道発表には、次のような情報も含まれた。

「軍における性的トラウマに関する既知の統計は、アメリカ軍内に性的虐待が蔓延していることを示します」とACLU女性の権利プロジェクトのスタッフ弁護士であるサンドラ・パークは語った。「けれども、虐待に苦しむ多くの軍人が、必要な治療を受けていません。虐待が実際にはどのような範囲で起きているか、また虐待に対処するために何が行われてきたかを、ぜひとも明らかにすべきです」

これが組織的裏切りであるという認識が、訴訟の動機の一端であるのは明らかだ。

「政府は、レイプ、性的暴行、性的嫌がらせなどによる深刻な被害に対処するため、切実に助けを必要とする圧倒的な数の女性を支援できていない」とACLUコネチカット支部の常勤取締役であるアンドリュー・シュナイダーは語る。「この女性たちは、すでに兵役に就いて命を危険にさらしたのです。政府は少なくとも問題がどの程度広がっているかを明らかにすべきです」

一種類の裏切りだけでは、まだひどくないとでも言いたいのだろうか。兵役仲間にレイプされるという裏切りだけでは足りないのか。その通りだとでもいうように、被害者保護を委ねられたはずの組織によるさらなる嘘や否定に耐えなくてはならないという、裏切りのまったく新たな残酷な側面がここに加わる。

法廷での組織的裏切り

先に第三章で、飛行機内で虐待された少女の事例について述べた。この事件は最終的に望ましい結末を迎えた。正義がなされたのである。だが、被害者の心理状態を世間が誤解していれば、逆の結末も容易に起こっていた。実のところ、合意に関する法的基準が充分に明快でなく、被害者の反応についてあまりよく知られていない場合、被告側は被害者を非難し、性的暴行の責任は潜在的に被害者にあり、加害者には責任がないと主張することが考えられる。これはより広い意味での社会的状況における裏切りである。したがって公正な裁判を行うためには、一般の人々にさらに知識を広めることがきわめて重要となる。

ここで、おそらく陪審員になる可能性のある人や、この問題に関心を持つあなたのような読者でさえ充分には理解していないと思われる、トラウマ心理学の研究から明らかになった事柄について述べようと思う。読者がこうした問題についての知識を深めると同時に、性的暴行、裏切り、さらに裏切りに目をつぶることによる被害者への理解が高まり、ひいては公正な裁きが行われる一助となることを願う。

被害者が性的暴行を受けている間に無抵抗でいることは、子どもにも成人にも共通して見られる反応である。

研究によれば、レイプ被害者のうち、成人のおよそ三分の一と、子どものおよそ半分が、暴行の間に無抵抗だったか体が硬直していた。(註11) 人々は当然、なぜ、どのようにして、このような消極的反応が生じるのか不思議に思うだろう。しかし、動機やメカニズムの問題はともかく、性的被害の経験的研究から、このような消極的反応はごく一般的なのだと認識することは重要だ。性的暴行に関する科学的文献では、被害者の示す消極的反応や硬直反応は「レイプに起因する麻痺」と呼ばれることがある。被害者の無抵抗に関する「なぜ」と「どのようにして」という問題に答えを出そうとする調査研究が存在する。被害者の消極的反応には、多数の要因（力の格差、裏切りに目をつぶることなど）が関連している。反抗した場合の危険性を考えたうえで賢明な行動だと判断し、意識的に即応した反応を選択するものから、解離あるいは麻痺や硬直という無意識的な心理学的反応まで、被害者によりさまざまだ。これについては、第九章でさらに詳しく述べる。

被害体験を被害者がすべて、あるいは部分的に忘れていることがある。

数多くの研究から、深く傷ついた被害者は一定の比率で出来事を忘れていた期間があるか、あるいは後にそういう期間があったと報告していることがわかっている。(註12) また、ある期間思い出してからでも、忘れることがある。(註13) 一九九七年、ダイアナ・エリオットはアメリカ人を対象に綿密な調査研究を実施し、広範なトラウマ体験の記憶に関する研究成果を発表した。(註14) エリオットによれば、さまざまなタイプのトラウマ全体(後に記憶が戻ったと報告した計三二パーセント)のうち、一七パーセントが心を苦しめる多様な記憶の一部を、一五パーセントが記憶のすべてを失くしていた時期があった。経験を忘れた割合は、個人間の被害体験(児童虐待やレイプ既遂など)の場合に高く、非対人関係のトラウマ(自動車事故や電車事故など)の場合は低かった。裏切りトラウマに関連した事例、たとえば被害者が加害者を信頼していた場合や、非常に親しいか依存していた場合などでは、明らかに記憶喪失が生じやすい傾向が見られる。

被害者が襲われたことをまったく打ち明けなかったり、時間が経ってからようやく明かしたりすることはよくある。正当な告発を取りやめる被害者もいる。多数の研究から、被害を明らかにせず、訴えを取り消し、時間が経ってから打ち明けるというのが、性的暴行の被害者によく見られる一般的反応であることがわかった。(註15) 児童に対する性的虐待の被害者のほとんどは、その事実を成人になるまで明かさず、あるいは成人後も一切明かさない者も少なくない。(註16) 研究からは、訴えの取り消しと被害の再打ち明けというパターンも明らかになっている。(註17) 打ち明けないこと、時間が経ってから打ち明けること、告発を取り下げることは、加害者が被害者にとって身近な存在である場合にとりわけ顕著だ。(註18) 親しい間柄における被害を認識しないことがあるという、裏切りに目をつぶる現象と同じロジックが、また被害者に口をつぐませるのだ。本書では後ほど、被害を打ち明けることのリスクと潜在的な癒しの力、両方について見ていく。

加害者は見知らぬ他人であるより親しい人物である方が多く、また被害もおそらく深刻である。

性的暴行はたいてい被害者の知っている人物による犯行であり、そのために時間が経ってから被害を打ち明けたり、協力的でない反応を示したり、結果が悪くなったりしがちである。(註19)「見知らぬ他人の危険」という広く行きわたっているステレオタイプには、暴行の相対的リスクと、被害者の知っている者と知らない者が危害をもたらす可能性との、危険な混同が見られる。たとえば飛行機内で少女が知らない男の隣の席に座り、眠って起きると男に触られていて、後であまりの恐怖から何もできなかったと説明すれば、被告側の弁護士は同意のうえの行為だと主張するだろうか。陪審員はこの主張を認めるだろうか。おそらく認めないだろう。この主張が認められる可能性があるとすれば、それは被害者と加害者が知り合いである場合だ。では、被害者が加害者を知っているという事実が、あらかじめ誘われていなくても、潜在的に同意の扉を開くのだろうか。ことによると、女性は男性を知っているだけで性的に触れられるのを喜ぶとか、知っている相手なら触れられたくなければ拒みやすいとか、男性には知っている女性に触れる暗黙の権利があるとか思っている人がいるのかもしれない。このような考えはどれも誤りである。知っている者に襲われた女性や少女は、加害者が見知らぬ者である場合よりも襲われた事実を隠す傾向が強く、また後に悪い影響が表れることが多い。

被害者は襲われた後で、さまざまな悪影響を示すことが多い。

成人に対する性的暴行や、児童に対する性的虐待のもたらす影響は多様だ。激しく苦悩する被害者も、そうではない被害者もいる。直後の反応としては、怯え、不安、混乱、社会的引きこもりなどがよく見られる。(註20) 強い羞恥心から他人に見られたくないだけでなく、襲われてから数日あるいは数カ月経っても、シャワーを浴びて自分の体を何度も洗い清めたくてたまらないと答える被害者は多い。(註21) 長期的には、PTSD(心的外傷後ストレス障害)、うつ病、自殺、その他の精神衛生上の問題など、数多くの悪い結果がもたらされる危険性がさらに増す。(註22) 後ほど述べるように、有害な影響を受けるリスクが最も高いのは、裏切りトラウマの場合である。

被害者が体験を打ち明けたときに、人々から否定的な反応を、特に信じようとしなかったり被害者を非難したりといった反応を示されると、襲われたことによる被害がより悪化するケースが見られる。信じないことや非難がさらなる裏切りとなり、とりわけ性的暴行の被害者の心の平安を害しかねないのだ。(註23) ブライアン・マルクスもこう述べている。「我々の社会では、性的暴力の報告の正当性は疑問視されることが多く、被害者は性的暴行の責任があると非難される。さらに、こうした経験の重大性については、家族、友人、警察、弁護士、そしてときには精神衛生の専門家でさえ、軽視したり無視したりすることがしばしばだ。不運なことに、このような社会的状況のために、犠牲者はさらに烙印を押され恥辱を与えられ、こうして性的暴力の有害性はさらに増す」(註24)

これは裏切りの被害者についての、一般には知られていない研究成果のほんの一部にすぎない。トラウマ心理全般について、特に性的暴行に対する被害者の反応について明らかになったことはまだまだある。国民が、つまりは陪審員になる可能性のある人が裁判に臨む前にさらに知識を学べば、被害者心理に関する専門家証言は必要なくなるだろう。一般市民が知識を身につければ、刑事裁判制度においても、広く社会においても、より公平な状況を作り出すのに役立つはずだ。知識を得た一般市民によって、最終的には法律そのものが、権力の力学と被害者の反応についての実情をより正しく反映したものになっていくだろう。暴行からの解放をより効果的に推し進め、擁護できるようになる。

私たちの研究結果の多くは、個人間の暴行行為における対処や責任の所在の明示、また防止において、公正で賢明な判断を下すための一助となるはずだ。また研究で得られた知識も、どうすれば人が社会のなかで互いにより役立つ形で影響し合えるかに、大いに関わるものが多い。こうした考えを読者が知ることで、性的暴行の被害者に対する扱いが変わるように期待している。

裏切りに目をつぶる傍観者

人が共存する社会には、何とも複雑な側面がある。それは、周囲の至るところに存在する不正、差別、欺瞞、裏切りに人が目をつぶっていられることだ。傍観者が裏切りに目をつぶることは、それ自体ひどいことではあるが仕方ない。ちょうど被害者に自分の経験した裏切りに目をつぶる必要があるかもしれないように、傍観者にもまたその必要があるのだろう。

人は誰でも、長い進化の歴史と生涯にわたる文化的学習によって、道徳をわきまえた人間になるようにできている。道徳性は人の進化の一部であり、あらゆる文化や宗教の主要な部分だ。公平はすべての道徳律の基本的教義である。もうひとつ挙げるとすれば、他者を思いやり傷つけないことだ。さまざまな慣習にはまた別の道徳上の関心事（たとえば服従、忠誠、純潔など）もあるが、公正や思いやりは既存する道徳体系すべての要となっている。

公正も思いやりも、他者に侵害されることがあり、ひとたび侵害されると被害者だけでなく傍観者の心にも裏切られたという感覚が生じ、裏切りを体験する。だが、これまで述べてきた理由から、傍観者は裏切りを知ることはリスクが大きすぎると考え、目をつぶるかもしれない。

ジュディ・ハーマンの有名な言葉にこうある。

加害者に味方するのは実に魅力的だ。加害者は、傍観者が何もしないでいることだけを求める。見ざる、聞かざる、言わざるという普遍的な欲求に訴える。これに対して被害者は、傍観者に苦しみという重荷を共有するように求める。被害者は、行動、関わり合い、忘れないでいることを求める。（註25）

この感銘深い言葉に含まれているもうひとつの意味とは何か。傍観者は目をつぶれば現状を維持できリスクを避けられるが、いったん裏切りを見てしまえば自分の安楽な立場を危険にさらすかもしれない行動をとるはめになる可能性がある、ということだ。傍観者が裏切りに目をつぶる現象は、集団虐殺のような恐ろしい出来事に対する「精神的麻痺状態」の基本的要因かもしれない。この場合に傍観者があえて虐待を充分に認識すれば、社会における己の幸福を自ら危険にさらしてしまう。このように傍観者が裏切りに目をつぶる例は、ヴェル・ディヴ大量検挙事件（フランス大量検挙事件ともいわれる）にも見られる。

パリのエッフェル塔からほど近いところに、ヴェロドローム・ディヴェールという大型室内自転車競技場《ヴェロドローム》があった。一九四二年七月、このヴェロドロームは残酷な目的のために使用された。ナチスの占領統治下にあったフランスの警察は、数千人のユダヤ人市民、特に女性や子どもを逮捕し、単にユダヤ人だというだけの理由で、囚人としてヴェロドロームに連行した。その後、アウシュヴィッツに送られ、ほとんどが殺害された。このおぞましい事件で目を引くのは、ナチスの役人ではなくフランス警察が画策して実行した点、また事件に関する大規模な記憶の喪失が起きたと思われる点だ。今日でさえ、アウシュヴィッツで死んだ人の中に、同国人に逮捕されたフランス市民が少なくないと知って驚く人は多いだろう。(註26)ようやく最近になって、市民グループがこの事件を認めるように求めた。現在、パリの各所に事件の被害者を追悼する銘板があるが、フランス政府が責任をほとんど否定する立場を公に取った時期もあったのだ。一九九五年七月、ついに時の大統領シラク・ジャックが、フランスはドイツ占領期間中にユダヤ人や他の人々に対する迫害に果たした役割について責任を認める必要がある、という判断を下した。

この暗黒の時代は、我々の過去と伝統の傷であり、永遠に我々の歴史を汚すものだ。そうだ、占領軍の犯罪的狂気にフランス人が、フランス国家が手を貸したのだ。五三年前、一九四二年七月一六日に、四五〇人の警官と憲兵が指揮官の指示でナチスの要求に従った。当日、首都とパリ全域で、早朝に一万人近くのユダヤ人の男性、女性、そして子どもが自宅で逮捕され警察署に集められた……。啓蒙運動と人権宣言の発祥の地であり、歓迎と庇護の国であるフランスは、その日取り返しのつかないことをした。約束を破り、保護していた人々を死刑執行人のもとに送った。(註27)

むろん、この事件における裏切りのレベルは異常だが、裏切りに目をつぶるレベルもまた異常だ。近年このひどい裏切り行為がさらに解明されつつあるのを知り、喜ばしく思う。これに関連し、第一〇章と第一一章で目隠しを取り去ること、過去の裏切りを認識することのリスクと治癒効果について述べる。

第五章

どうして目をつぶるのか

裏切りは深刻な心的外傷（トラウマ）を生じる可能性があるが、人はトラウマについて考えるとき、ふつうは裏切りを思い浮かべない。戦争、地震、津波、自動車事故については誰もが知り、トラウマに結びつくと考えられることが多い。ところが裏切りのトラウマとその影響については見逃されがちだ。平凡な裏切りもあるが、多くはそれだけでトラウマを生じる出来事なのである。たとえば親による児童虐待、パートナーによるレイプ、ホロコーストのような社会的事件などは裏切りであり、またトラウマを引き起こす出来事だ。私たちはこのような出来事を、「裏切りトラウマ」と呼ぶ。

ジェニファー・フレイドが初めて裏切りトラウマ理論を提唱したのは一九九〇年代初めで、それは、自分に起きたトラウマの原因である出来事を忘れる人がいるのはなぜか、という謎を理解するためだった。優れた医師であるヘンドリック・ヤンセンの例を見てみよう。ヤンセン医師は、子どものときに聖職者から性的虐待を受けた。トラウマを生じるこの重大な出来事を、彼は忘れていたと語った。

以下は、ヤンセン医師から届いた手紙の一部だ。

私は六歳から八歳にかけて、聖職者に性的虐待を受けました。この虐待の記憶は、大人になるまでまったく意識に上らなかったのです。記憶が戻るまでの年月、教会に行くと、なぜか気分が悪くなることはよくありました。一九九〇年、研修医だった私はうつ状態がひどくなり、初めて治療に助けを求めました。ほぼ週に一度セラピーを受けるようになり、そしてそのセラピー中に記憶が戻り始めたのです。当時はまた、週末に不定期に四回、二〇人ほどのグループセミナーにも出ていました。グループでは、参加者の過去の体験などをよく話し合いました。虐待の記憶が戻り始めたのは、各自が過去の経験（苦しい経験もあった）を語っていたときで、私にとって、彼らが最初に性的虐待について話した人々になりました。不意に漠然とした記憶がよみがえったのです。男から性的暴行を受けているのを思い出したのだとすぐにわかりました。けれどもそのときはまだ、そんな馬鹿なと否定する気持ちが強かったのです。しかし、いつ起きたのか、どういうことをされたか、どこで起きたか、その回数、誰が知っていたか、といった虐待の細部の記憶が、次々と断片的に戻ってきました。虐待について語り続け、家族とも虐待の話をするようになると、さらに多くのことを思い出しました。記憶のいくつかは、最初は混乱していました。記憶の断片というのは、まるでジグソーパズルのピースのようなもので、初めはその記憶が全体のどこに収まるのかが必ずしもはっきりしているわけではないのです。いったん性的虐待について話し始めると、いくつかの記憶が戻ってきました。どんな記憶でもそうですが、語ったり事件が起きた場所を再び訪れたりすると、それがきっかけになり、いろいろなことを思い出すものです。私の場合は、起きたことについて考えているときや、日誌をつけているときに戻ってきました。するとセラピストにその記憶を伝えにいき、さらに話し合うのです。

ヤンセン医師はまた次のように説明した。

　虐待の記憶が心に浮かぶようになると、私は実家に戻り、いろいろと行動しました。当の聖職者はすでに死んでいましたが、どうやら自分の孫である男児を暴行したために（密かに）教会を解雇され、そのときは本人が虐待の事実を認めたようでした。その後、数人の被害者が存在して、そのほとんどが聖職者の家族だったことを知りました。そして私は、教会の指導者のひとりが私の虐待を知っていたと判明したことなど、いくつかの理由からこの教会を相手に民事訴訟を起こし、勝訴したのです。証拠となる情報は実に多く見つかりました。

むろん、ヤンセン医師の子ども時代に性的虐待を受けた記憶には、強力な裏づけがあった。ヤンセン医師は法的手続きの間に、聖職者の孫息子に対する性的虐待や、自分に対する虐待の目撃証人の証言をはじめとする、さまざまな説得力のある証拠を提出した。

ヤンセン医師に起きたことは深刻な裏切りトラウマだった。私たちは医師の家庭環境を知りたいと思った。きっと彼の話をさらによく理解できるだろう。そこで「六歳から八歳にかけて、ご両親や家族とはどのような関係だったか覚えていますか。どのようなご両親や家族でしたか」と尋ねた。

医師は次のように答えた。

家には子どもが七人いて、いちばん上といちばん下とは二〇歳離れていました。私は下から三番目です。農場で育ち、父は生活のために懸命に働いていました。母は長くうつ病という問題を抱え、子どもの私を育てていたころは繰り返し再発して苦しんでいました。うつ病のために二度、数カ月間入院し、短期間の入院も何度かありました。母が長期の入院をすると、私は性的虐待を受けたのです（聖職者は母親がいつ入院するかを知っていた）。私たち子どもは、いつも母の健康や幸福を気遣っていました。六歳から八歳までの間、私は母の健康を心配していたのです。母との関係はとてもよかったのですが、ときどき母ではなくて私の方が世話をする立場だと感じました。

父はだいたいがとても無口で、何かしらの出来事や問題について家族で話し合うようなことは、まずありませんでした。数日間、黙り込んで話さないこともよくありました。当時は、こういうときは父が怒っているのだと思っていましたが、殴られたことは一度もなく、私にはいつもいい父親でした。けれども私の姉妹の何人かを、程度はさまざまですが(ほぼ同時期に)性的に虐待したり傷つけたりしていたのです。このことを子どもだった私は、部分的にいくらか知っていました。

私たちはヤンセン医師に、父親の姉妹に対する性的虐待についてもっと話すように求めた。

パティの場合、不適切な接触以上のことはありませんでした。父は下着を脱がそうとしたのです。姉が拒むとやめました。私はこの事実を、一〇年前に家族がこの話を持ち出して初めて知りました。父はそうだったと認め、そしてそれだけのことだったらしく、パティはこのことについて何の隠し立てもしません。

ジェーンの場合、虐待にはセックスも含まれ、はるかに程度が深刻でした。それは私の虐待よりも少し前(私が五歳から六歳ごろまで)に起きました。そのころの私には、父がジェーンと一緒にベッドにいて、ジェーンに乱暴しているとしかわかりませんでした。父は虐待を認めたものの、すべてを認めてはいません。あれは、たいてい母が入院していたときに起きました。

いつ始まり、どのくらいの期間続いたのか、はっきりとは知りません。私はまだとても幼く、先に述べたことを除いては、本当に何も手がかりになりそうなことを覚えていないのです。ジェーンが医者に診てもらったこと、そして姉が少し成長すると、妊娠するのではないかと父がとても心配していたのを、いつも思い出します。ですが当時は、てっきり姉のデート相手のことを言っているのだと思っていました。父が触ろうとした、とジェーンから打ち明けられたいちばん上の姉が、父に話をしにいったことを覚えています。

ジェーンは虐待がやんでから摂食障害（過食症）を起こし、私もある時期同じ障害に苦しみました。

ヤンセン医師は、信頼しきっていた人物である教会の聖職者から性的虐待を受けたことを語った。また性的虐待がはびこる家族のことも語った。彼は教会にも家族にも裏切られ、そしてこの裏切りを長い間すっかり忘れていた。

そもそも裏切りトラウマ理論は、このように忘れてしまい気づかないことが非常に多い理由を説明しようとして生み出された。核となるのは、忘れてしまうことや無認識が、虐待被害者が生き続けるのに役立つという考え方だ。この理論は、人が社会的存在であり、また人は他者に依存し信頼する存在である、という人間の本質についてのふたつの事実に立脚する。まず、人は幼児期にはきわめて脆弱であり、このことから強力な「愛着システム」が生まれた。次に、人は必要を満たすために、常に他の人々と「社会契約」を結ばなくてはならない。このことが強力な「裏切り者探知システム」の発達へとつながる。

このふたつの側面〔愛着システムと裏切り者探知システム〕はたいへん役に立つものだが、依存する相手が自分を裏切っている場合には、問題解決のためのそれぞれの標準的対処法は相互に対立することになる。これについてさらによく理解するために、概念をひとつずつ見ていこう。

養育者と愛着への依存

胎児が子宮から出てきたとき、彼らに自分を守る力はほとんどない。他のたいていの動物が生まれたときを想像すると、それに比べて人間の赤ん坊がいかに無力かわかるだろう。人間の赤ん坊は生き延びるのに役立ついろいろな機能をしだいに身につけていくが、この成長過程には実に長い時間がかかる。実際、人間の幼児は数ヵ月も成人の養育者にほとんど頼りきりで、その後も数年間は依存したままだ。このように長期の依存が可能な理由のひとつには、人が生まれながらに備える愛着システムがある。愛着システムとは、赤ん坊が確実に養育者を愛し、養育者が確実に赤ん坊を愛するように導くさまざまな過程を総合して研究者が名づけたものである。これには、赤ん坊の微笑みや喜んで喉を鳴らす音、抱きたい・抱かれたいという強い願望、赤ん坊の快い匂いなどが含まれる。

養育者と赤ん坊の双方に愛着システムがあると理解することは重要である。お互いに相手に愛着を生じさせる行動に依存しているという意味で、これは相互的な関係だ。赤ん坊がまったく微笑んだり喜んで喉を鳴らしたりしなければ、あるいは幼い子どもが抱きついたり目を合わせたりしなければ、その子は養育者に対する自分の愛着だけでなく、養育者から受け取る愛着も危険にさらすことになる。養育者の愛着がなければ、世話をしてもらえない危険が、つまりは死の危険が赤ん坊や子どもにはある。これは重大な点で、なぜなら赤ん坊や子どもには、養育者になつき、これによって養育者の愛着や世話を促すというきわめて重要な「仕事」があることを意味しているからだ。依存関係があれば、愛着は絶対に必要である。人間は幼児期や子ども時代を過ぎても、他者に依存していることが多い。これから見ていくように、この愛着システムをはじめ、成人期でさえ依存関係を維持する必要があるために、人は自分にとって大切な人の裏切りに目をつぶるのである。

社会契約、信頼、裏切り者探知システム

人は養育のために相互依存していることに加えて、別の意味でも相互依存している。人は常に互いに取引をしている。この取引は「社会契約」と呼ばれ、結婚のように明らかに重大な取引から、自分のサンドイッチ半分と相手のパイ半分を交換するといった、ずっと日常的でありふれた

合意まで含む。人は商品を交換し、作った物を交換し、取引し、売買し、そして絶えず費用対効果の交渉をしている。この非常に多数の社会契約こそが、人を社会的生物にしているのだ。ごく親密な人間関係も例外ではない。事実、親密な人間関係には、きわめて重要な社会契約がいくつかある。たとえば、あなたが私の秘密を守れば私もあなたの秘密を守る、あなたが私にずっと誠実でいれば私もあなたに誠実でいる、などだ。

社会契約は信頼にかかっている。特に、合意と解決に時間差がある場合はいつでもそうだ。私はあなたの秘密を守ることに同意する、というのは時に関する合意だ。あなたがあるサービスを提供してくれたら私はあなたに小切手を送る、というのは時を経て行われることについての合意だ。合意はある時点でなされるが、別の時点でしか達成されない場合、信頼が必要になる。

社会契約があれば、そして特にそれが信頼にかかっている場合は、契約違反の可能性もまた常にある。言い換えれば、取引にはすべて裏切られる可能性がある。あらゆる社会契約において、人は裏切りのリスクを負う。裏切りが起きる場合、相互の信頼で維持されている親しい関係での裏切りが、最も大きな苦しみをもたらす。

社会契約でだまされることがあるから、人は進化の歴史と個人の人生経験を通して、他者のペテンを巧みに察知する能力を発達させた。実のところ、この能力はあまりにも巧みにいかさまを感知するため、進化心理学者はこの特殊なスキルを説明するために「裏切り者探知」という用語を考え出したほどだ。一九九〇年代に進化心理学者のレダ・コスミデスとジョン・トゥービーは一連の調査研究により、人間は社会契約の違反、すなわちいかさまを、同じ推理の論理が関わるどんな問題よりもはるかに速く正確に推論できることを示した。（註1）

裏切り者を探知するこのすばらしい能力は、だまされる可能性を低減できる、たいへん重要な生き残りスキルだ。たいていの場合、人は裏切られたりだまされたりしているのに気づくと、強い感情的反応に見舞われる。これは先の章で「自由落下」あるいは精神的混乱と表現した、人の心をよぎる非常に否定的な反応だ。考えや知覚に対して起きる、こうした当然の感情的反応は、強い反応が行動を促すというきわめて重要なプロセスの特徴である。いかさまや裏切りを経験すると、人は一般的にふたつの行動のいずれかをとる。ひとつは立ち向かうこと。もうひとつは引き下がることだ。どちらの行動も、人をいかさまの害から守る。たとえば、友人にペテンにかけられたとすれば、その友人に立ち向かい状況を正すように求めるか、あるいは関係を断ってさらなる害から自分を守るだろう。

愛着と裏切り者探知システムが衝突するとき

裏切った人物が頼っている相手でもあるなら、いったいどうすべきだろうか。これが裏切りトラウマ被害者の問題の核心だ。裏切りに対する標準的反応は対立あるいは撤退だが、愛着や養護を引き出すにはふさわしいとはいえず、加害者に依存している人にとっては状況をさらに悪くするだけだろう。この場合、被害者は加害者との関係を守るために、裏切りに気づかずにいる方が賢明かもしれない。実は、これが裏切りに目をつぶることにつながるのだ。

「闘うか、逃げるか、凍りつくか」からの類推

脅威に対して「闘うか、逃げるか（fight or flight）」という反応については、聞いたことがあるのではないだろうか。動物や人間が脅威にさらされた場合にとる最初の反応は、可能であれば、反撃か、その状況からの逃避だ。闘うことも逃げることもできなければ、動物には「凍りつく（freeze）」という道しか残されていない。この凍りつくという反応は「緊張性静止」と呼ばれることもあり、捕食者に攻撃された餌食の動物に見られる。捕食者―餌食の状況における闘うか逃げるか凍りつくかの反応は、生理学というまったく畑違いの分野に関連のある、高度に進化した護身術だ。人間がまさに「闘うか、逃げるか、凍りつくか」という反応を示すことを述べた研究者もいる。（註2）

人の裏切りに対する反応には、「闘うか、逃げるか、凍りつくか」という動物の反応との興味深い類似性が見られる。人が充分に強く、申し分のない状況にあれば、裏切りに立ち向かい事態を修正する（闘う）。それができない場合は相手や難局から退き、さらなる被害を防ぐ（逃げる）。そして裏切り行為の加害者に依存しているなどの理由で退くのが危険すぎる場合、次善の防御策

は裏切りの認識を遮断することである（凍りつく）。つまり一種の精神的凍結（裏切りに目をつぶる）が次善の策なのだ。

裏切りトラウマ理論と研究成果

一九九〇年代初期に裏切りトラウマ理論を提唱して以来、私たちはこの理論をさらに発展させてきた。検証を続け、裏切りトラウマの心理をさらに解明しようしてきた。裏切りトラウマ理論は、なぜ裏切りトラウマ——被害者が信頼し依存する人物による背信行為——が被害者に特殊な難問を課して、人間関係の維持を最優先するか、裏切りに対して防御行動を起こすべきかの葛藤をもたらすかを説明する。先述したように、核となる考え方はこうだ。裏切りに対する防御反応は一般に加害者との対決あるいは退却と考えられるが、不可欠な関係を維持する必要があれば、そうした反応は危険をともなう。つまり、人間関係を維持する必要性の方が、裏切りに対して防御行動をとる必要性に勝ることが少なくないのだ。裏切りに対して対決や退却のような防御行動をとれば、扶養者でもある加害者を遠ざけてしまい、必要不可欠な関係を失う危険が生じる。だから、親しい人からの虐待や裏切りにあっている被害者には、裏切りに目をつぶり続ける必要があるという抜きさしならない動機があるわけだ。

裏切りトラウマ理論が引き金となり、他ならぬ心理学的トラウマの考え方が再評価された。従

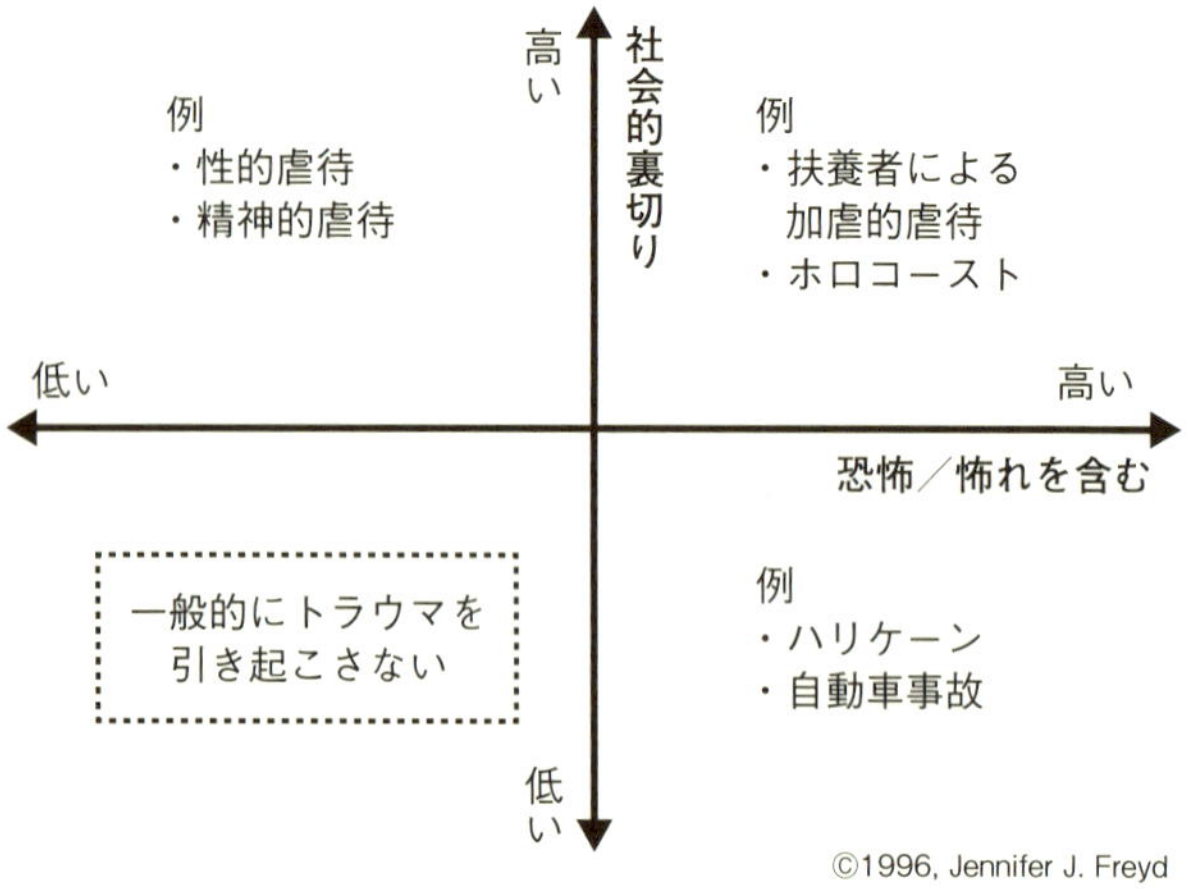

©1996, Jennifer J. Freyd

トラウマを引き起こす出来事の二次元モデル

来、心理学的トラウマは極度の恐怖を引き起こす、生命に関わる出来事の結果だと理解されていた。（註3）そうした出来事がきわめて高い確率でトラウマを引き起こす、というのは事実である。だが、私たちや同僚の理解したところによれば、社会的裏切りという側面を持つ出来事もまた同様にトラウマを引き起こす。上の図は、この概念を示したものだ。出来事（恐怖を与えるものや非常な裏切り）を、恐怖（横軸）あるいは裏切り（縦軸）という、ふたつのかなり異質なトラウマを引き起こしうる性質のレベル（高低）で分類している。

　第一章で述べたジュディの事例を、従来の心理学的トラウマを理解するように見てみると（図の水平方向）、ジュディに困難が起きたのはわかるが、仮に見知らぬ他人にレイプされたら生じると思われるような恐怖感は起きていない。しかし、ジュディはひどく裏切られた（図の縦方向）。このような出来事にトラウマを引き起こす可能性があると見なされるようになったことは意義深い。というのも研究結果から、裏切りの影響は、普通トラウマと聞いて思い浮かぶ自動車事故や自然災害などの出来事よりも、心理学的により問題が大きいことがよくあるとわかったからだ。（註4）自動車事故や自然災害も解消されることのない心理的問題を引き起こしうるが、裏切りトラウマは、とりわけ状況への順応の面で、苦しみや深刻な問題を生じる傾向が強い。（註5）

裏切りトラウマは有害である

私たちは裏切りトラウマを二〇年間研究し、今では裏切りトラウマが被害者にとってきわめて有害となりうることを示す説得力のある証拠を得ている。（註6）裏切りトラウマ理論は、被害者が直面する二重の問題（裏切りから身を守る必要性と扶養者に対する愛着を維持する必要性）が、裏切りに目をつぶる現象、裏切りに関する記憶障害を引き起こし、そして結果的には精神的、身体的苦痛を生じるリスクまで高めることなど、数々の反応を招くと説明している。（註7）私たちの研究結果により、裏切りレベルの高いトラウマを引き起こしうる出来事（親しい人物に襲われるなど）を経験すると、うつ、不安、解離、心的外傷後ストレス障害（ＰＴＳＤ）、境界性パーソナリティ障害の諸症状をはじめとする精神衛生状態の悪化、身体的な健康問題の増加、さらには再被害のリスクまで高まることが確認されている。（註8）裏切りトラウマがいかに被害者にとって有害かは、改めて詳しく述べる。

裏切りトラウマ理論の展開における興味深い側面は、よみがえった記憶の問題である。一九九〇年代初期、私たちはまずトラウマについての記憶が時間をおいてよみがえる問題に関心を持ち、このことが裏切りトラウマ理論の初期の概念をもたらした。そして、後ほど述べる思いもよらなかった虚偽記憶症候群財団の件へとつながっていく。

裏切りトラウマ理論によれば、加害者が被害者の依存する相手である場合、虐待を忘れることは愛着関係を守る手段である。裏切りに目をつぶる方法はさまざまだが、おそらく出来事をすっかり忘れてしまうのが最も効率的だろう。

裏切りトラウマは特に少女や女性が多く経験する

私たちの研究は、裏切りレベルの高いトラウマ経験をした人に占める女性の割合が、著しく大きいこともまた明らかにしている。（註9）一般的に少女と女性が苦しむトラウマに共通する特徴は、加害者との親しい人間関係だ。たとえば、ルイス・ゴールドバーグとジェニファー・フレイドは、オレゴン州のユージーンとスプリングフィールドの地域社会で成人を対象に大規模な調査を行い、性別とトラウマ体験の間に驚くべき相関があることを明らかにした。（註10）男性の回答したトラウマ体験は裏切りレベルの低いもの（親しくない相手に襲われるなど）が多く、一方女性は裏切りレベルが高いトラウマ体験（親しい相手に襲われるなど）が多かった。

人々が裏切りトラウマを体験したことがあるかを調べるために、ルイス・ゴールドバーグとジェニファー・フレイドは評価手段として簡易裏切りトラウマ調査（ＢＢＴＳ：Brief Betrayal Trauma Survey）を考案した。これは現在、多数の研究で使用され、四つの言語（ドイツ語、スウェーデン語、日本語、標準中国語）に翻訳されている。ＢＢＴＳは簡潔で回答者が記入しやすい。また利用可能なバージョンが多数ある。よく使われる、ゴールドバーグとジェニファー・フレイドも用いているバージョンは、一四項目から成る。各項目について、記入者は「一七歳以前」と「一八歳以後」の両方について体験を回答する。ＢＢＴＳの他のバージョンには、「一二歳以前」「一三歳から一七歳まで」「一八歳以後」の三つの年齢区分を用いているものもある。回答は、「ない」「一、二回」「それ以上」から選択する。調査の参加者は記入する前に、まず次のように尋ねられる。「以下のそれぞれの出来事を体験したことがありますか。あれば、体験した回数はどのくらいですか」。

試しに、一四項目を挙げてみよう。あなたならどう答えるだろうか。

一、あなたは、所有物を相当失ったり、傷ついたり、死の恐怖を感じたり、または大切な人が負傷あるいは亡くなったりした、大きな地震や火事、洪水、ハリケーンや竜巻などを経験した。

二、あなたは、同様の結果をもたらした自動車、船、オートバイ、飛行機、列車の大事故、もしくは産業災害を経験した。

三、あなたは、ごく親しい人（親、きょうだい、扶養者、親密なパートナーなど）が自殺したり、殺害されたり、あるいは他者によって激しく傷つけられてあざが出来たり、打撲傷や火傷《やけど》を負ったり、出血もしくは骨折するのを目撃した。これには戦闘中の親しい友人も含まれる。

四、あなたは、あまり親しくない誰かが、同様のトラウマを引き起こすような出来事を経験するのを目撃した。

五、あなたは、ごく親しい誰かが意図的に家族の誰かを、跡やあざが出来たり、出血もしくは骨折したり、歯が折れるほど激しく襲うのを目撃した。

六、あなたは、あまり親しくない誰かが意図的に家族の誰かを、同様に激しく襲うのを目撃した。

七、あなたは、ごく親しい誰かに意図的に、同様に激しく襲われた。

八、あなたは、あまり親しくない誰かに意図的に、同様に激しく襲われた。

九、あなたは、ごく親しい誰か（パートナーや恋人など）から、触れたり挿入するなど何らかの性的接触を強制された。

一〇、あなたは、あまり親しくない誰かに、同様の性的接触を強制された。

一一、あなたは、ごく親しい誰か（パートナーや恋人など）から、かなりの期間にわたり感情的あるいは心理的に虐待された。

一二、あなたは、あまり親しくない誰かに、かなりの期間にわたり感情的あるいは心理的に虐待された。
一三、あなたは、自分の子どものひとりの死を経験した。
一四、あなたは、以上の質問のどれにも当てはまらない、深刻なトラウマを引き起こす出来事を経験した。

結果はどうだっただろうか。質問項目には、明らかに重大な裏切りに関するものと、裏切りの要素なしに起こりうるトラウマに関するものが混じっている。どの質問が裏切りトラウマについてのものか、すぐにわかっただろうか。話が自分の体験となったとき、その出来事の背後にある裏切りについて簡単にわかるものだろうか。

BBTSは、人のトラウマ経験について、裏切りが多く関わる経験か、裏切りがあまり関わっていない経験かを研究者が短時間で評価できるように作られたものだ。もう一度、前掲の質問リストを見てほしい。項目のうち、裏切りレベルの高いトラウマ経験は七、九、一一である。これらの項目は、パートナーや恋人のような、記入者のごく親しい誰かによる身体的、性的、感情的な虐待に関連している。その他の出来事もトラウマを引き起こす可能性はあるが、ごく親しい誰かに虐待されて起こるような、裏切りレベルのきわめて高いトラウマではない。いくつかの研究では、七、九、一一以外の出来事を、さらに中レベルと低レベルの裏切りに分けて実施した。中レベルの裏切りには、被害者があまり親しくない誰かによる個人間の虐待が含まれる。低レベルの裏切りは、自然災害や事故のような非個人間のトラウマを引き起こしうる出来事が含まれる。どのトラウマを引き起こす出来事も、たとえ自然災害（ハリケーン・カトリーナの直後にいくらかの人々に起きたように）であっても、裏切りをともなう可能性があることは否定できないが、これらの出来事は裏切りレベルの高い確実性に基づいて分類される。当然親や恋人による虐待は、常に裏切りレベルが高いと判断されることになる。

このような質問を用いて、ゴールドバーグとフレイドは裏切りレベルが高いか、あるいは低い出来事を、少なくともひとつ経験したと回答した男女の割合に着目した。結果は少々驚くべきものだった。裏切りトラウマの占める割合はきわめて大きかったものの、男性と女性では経験に大きな違いがあった。男性も女性も、トラウマを引き起こしうる出来事を体験した総合的な割合はあまり変わらなかったが、体験した出来事のタイプは大きく異なっていたのだ。女性は男性に比べて裏切られる傾向がはるかに強かった。

身体的虐待に関する私たちの研究成果を考察して得るものは多い。身体的虐待を経験した割合は、総合的には性別による差がほとんどなかった。（註11）だが女性の方が、子ども時代と成人後のいずれも、親しい関係にある人から身体的虐待を受けたと回答した割合が高かった。（註12）この研究結果から、男性と女性の体験した割合が同程度と思える身体的攻撃のような出来事についても、女性は男性に比べて親しい人から襲われる経験が多いことがわかる。

他の調査の参加者についてはどうだろうか。すでに、多様な集団を含む膨大な数の調査対象者について、裏切りのトラウマを経験した割合が高いことが認められている。ブリジット・クレストとジェニファー・フレイドはオレゴン・リサーチ・インスティチュート（Oregon Research Institute）の研究者と協同研究を行い、民族的に多様なハワイにおいて八八三名を対象に調査した。（註13）社会経済的地位の低い民族集団では、裏切りのレベルを問わず、トラウマを引き起こす出来事を多く経験していた。しかしここでもまた、トラウマを経験した総合的な割合は男性も女性も似通っているが、裏切りレベルの高いトラウマを経験したと回答する女性の割合が大きく、男性は裏切りレベルの低いトラウマを経験したと回答する割合が大きかった。

裏切りトラウマ理論は、裏切りとその影響について理解する枠組みを提供してくれる。本書は、この理論に基づいて、日常的な出来事からトラウマを引き起こす深刻な出来事までの、広範な裏切りに対して生じる人の反応を理解するために役立つはずだ。ここまでは裏切りトラウマが恐ろしいほどありふれている実態を見てきた。次は、裏切りトラウマを経験した人々が受ける影響について述べよう。

第六章

知っていることと知らないこと

これまで見てきたように裏切りは特異なものではなく、人々は裏切りに対してたいていがあまりよく見ようとせず、知ろうとしない。また多くの場合、世間、社会、他者との関係における自分の立場を守ることが適応的戦略となり、被害者や傍観者は目をつぶる。裏切りに目をつぶれば現状に波風を立てずに済む。だからこそ人々は見ないでいるのだが、ではどのようにして見ずにいられるのだろうか。人にすぐ目の前にあるものを見えなくさせる心理的、社会的メカニズムとはどのようなものだろう。

「どのようにして」という問いの答えは、ある程度社会的要素に求めることができる。人はどのようにして他人を欺くか。加害者はどのようにして被害者を教育し目をつぶらせるか。政府はどのようにして自らの裏切りを隠すか。社会はどのようにして共謀し、見て見ぬふりをするか。また同じ問いの答えは、心理的要素にも求めることができる。人はどのようにして自分を欺けるのか。

人の心はどのようにして目隠しをつけ、入ってくる情報を除外できるのか。人の心はどのようにして情報を認識しないように作用するのか。人はどのようにして忘れることができるのか。

本章では、サマンサ・スペンサーの体験談を中心に、この「どのようにして」という問題に取り組む。第七章では、引き続きサマンサの体験を通して、ある種の裏切りに目をつぶることが、広範な裏切りに目をつぶる一因となりうることを見ていく。そして第八章ではさらにこの問題を探り、幅広い経験や研究成果について述べる。

サマンサの物語

サマンサ・スペンサー（友人からはサムと呼ばれる）は幸せだった。すてきなレストランに、結婚して一一年になる夫のマーク、赤ん坊のロザリーと一緒にいて嬉しかった。ふだんこうして出かけることはあまりなかった。経済的な余裕もなく、このところ日々の生活はマークがアルコール依存症から立ち直ることを中心に回っていた。

マークのアルコール依存症の治療は家族の誰にとっても負担が大きく、サムまでが患者の妻向けのセッションに通わなくてはならなかった。

だがその夜、サムは楽観的な気分だった。ようやく事態がいい方向に進みだしたように感じ、この夜の外出が新しいスタートを約束しているように思われた。（これからはすべてがうまくいくわ）。ふたりが料理のことを話し合っていると、ロザリーはまるで天使のような顔をサムの方に向け、それからマークの方に向け、そしてまたサムの方に向けるのだった。ローストダックを注文した。サムの大好物だ。マークは少しだけ飲もうとせがんだ。レストランの薄暗い照明とマークのくつろいだ微笑みに、ロマンスの予感がした。サムは微笑み返した。

何年も後に、サムはその夜どんなことを考えていたかを語った。「マークは私に優しかった。あの人は状況をよくしたいと思っていたわ」。幸せな家族が、みんなで夜の外出を楽しんでいた。サムはいい気分だった。一家は旺盛に食べ、新しいスタートと明るい未来について語った。マークは昔のように、テーブル越しに手を伸ばし、サムの顔のそばかすを拭いのけようとした。

ブラックベリーパイを食べた後、マークはトイレに行くと断って席を立ち、サムはロザリーのおもちゃを片づけ始めた。布製の絵本、黄色いガラガラ、ロザリーがよく噛んでいるウサギのぬいぐるみ。ウェイターが勘定書きを持ってきて、ロザリーがむずかりだした。本当にすてきな夜だったが、もう遅い時間で、ロザリーが疲れているのにサムは気づいた。じきに騒いで泣きだすだろう。よき母親であり、礼儀正しい客であるサムは、まだすてきな雰囲気が続いている間にロザリーを小児用の食事椅子から下ろして、レストランから連れ出さなくてはいけないとわかっていた。だから支払いを済ませ、トイレから出てくるマークを待つことにした。ロザリーを腰に抱えてレジに向かう途中で、サムはチラッとバーを見た。

「そこに彼がいたの。テキーラのグラスを手に持ってバーに。私はただもうぞっとしたわ。だっていつも彼の言葉を信じたいと思っていたから」

マークは半ば彼女の方を向き、半ばバーの方を向いて立っていた。そしてサムを見ると、ほぼ空のグラスをカウンターに置き、急いでサムに駆け寄った。

「俺を見張っているわけか！」マークは怒鳴った。

「信じられない、飲んでるのね！」言い返しながら、サムはロザリーを胸に抱きかかえた。

ふたりは激しくののしり合った。ロザリーが泣きだした。そしていきなりマークが怒りにまかせて言った。「ところで、おまえに話さなきゃならないことがある……」。マークは治療プログラムで「クリーンになる」方法として強く勧められたのだと、唐突に新たな告白を始めた。そしてふたりのすてきな夜の終わりに、別の女性と浮気していたことをサムに告げた。

「まるで電車にはねられたようだった。だってちっとも知らなかったから」

この話をサムが語ってくれたのは、レストランでの告白から一〇年後のことだ。彼女は私たちの町に住む旧友を訪ねてきていた。その旧友と私たちは知り合ったばかりだった。オハイオから数日滞在する予定でやってきたサムは、この共通の友人から私たちが裏切りに関心を持っていることを聞いて、自分の経験を語ると申し出てくれたのだった。

そういうわけで、私たちは一〇月の晴れた日に、私たちの幼い子どものひとりの寝室で床に座っていた。寝室はプライバシーを守れた。戸外では、カエデが美しい秋色になったところで、寝室に差し込む陽光は木の赤や黄色の輝きに染まっていた。私たちは窓を大きく開けた。優しい風は秋の木の葉の匂いがした。

　私たちとの間に置いたテープレコーダーが、サムの話を録音する。サムはずっと昔の出来事を現在形で語ることが多い。「あの人は私に優しいの。私は彼の言葉を信じたいと心から思うわ」。しかしサムには現在という意識がもちろんあり、今という時をよく認識もしている。まるで過去と現在に同時に存在しているかのようだ。サムは、たてがみのように豊かで真っ赤な髪と温かな微笑みを持つ、人目を引く女性だ。手短にいえば、うぬぼれず、社交的で、話し好きで、生きる喜びに溢れているように見える。インタビューのために椅子を並べると申し出た私たちに、床に座る方がいいと身振りで応じた。両脚をゆったりした長いスカートの下に無頓着に押し込み、本当に居心地よさそうにしている。ありがたかった。私たちも床に座る方がよかったのだ。

　サムは今、オハイオの立派な大学の大学院生だ。夫となんとか離婚してから、どうにか大学を卒業して大学院に入った。テープレコーダーを再生し、彼女の語る一六年間の結婚生活について考え、この成果を心から称賛したいと思った。

　何年も経っていたが、経験を話すにつれてサムの過去は鮮やかによみがえってきた。

「まるで電車にはねられたようだった、だってちっとも知らなかったから」とサムは言った。全然知らない？　マークが浮気していたのを本当にまったく知らなかったのだろうか。話が進むにつれて状況は複雑になった。

「今、振り返ると（どうして全然わからなかったのだろう）と思うわ。彼はしょっちゅうバーに行っていたし、そして私は女友達と映画に行くことさえ、決まって『あそこはきみの行くところじゃないよ』と言われたわ。私の友達のことは誰も気に入らなかったし、私に『男がみんな言い寄ってくる』って……そう言いながら自分はバーに出かけても構わないのよ。本当にひどい御都合主義だったわ」

サムの話が進むにつれ、さらにいろいろなことがわかった。マークは「しょっちゅうバーに行っていた」だけではなかった。バーで一晩中過ごすことがよくあったのだ。マークはまたひどく嫉妬深く、サムに対する独占欲も強く、明らかに自分の裏切りすべてをサムに投影していた。サムの友人たちは苦もなく当然の結論を導き出した。友人たちはマークの取りつかれたような見当違いの嫉妬を目にし、またオールナイト専門の売春婦の存在を知っていたから、何が起きているのかわかったのだ。サムは私たちに、当時から友人が忠告してくれていたと語った。

「あなたの夫は信頼できないわよ。夜を外で過ごしているじゃないの」

サムは何か変だとは思ったが、証拠も忠告も受け入れなかった。

どうしてサムはこれほど明らかなことがわからなかったのだろう。私たちは、サムがすでに語ったことから、あの夜レストランでマークが打ち明けた浮気が唯一の不倫ではなかったのを知っている。

サムはマークの裏切りの証拠を繰り返し無視する方法を身につけていたのだった。いったい、どのようにしてそんなことを成しえたのだろう。

サムはどうしてマークの不倫に気づかずにいたのか

サムが不倫に気づかなかった理由には、もちろんマークがだましていたこともある。だがマークはだますのがそれほどうまくなく、だからサムの友人たちには何が起きているのかがわかった。サムがマークの浮気を認識していなかったのには、だます技術を超えた何かがあったに違いない。サムが心の中で証拠をどうにかしていたのだ。いったいどうやって。

次の私たちの質問に対するサムの答えをよく読んでほしい。

「マークが告白したとき、不倫はまだ続いていると言いましたか、それとももう終わったと言いましたか」

「一回限りだと言ったわ。ある夜バーでひどく酔っぱらっていたら、女性に誘われて一緒に家に行ったのだと。『あそこも立たないくらいだった。何もなかったのと同じで、やろうとしたが駄目だった』って。それを知って気の毒に思ったくらいだった。そしてその女性に怒りを覚え、意に沿わない告白を彼に勧めたアルコール依存症の治療プログラムにも腹が立ったわ」

つまり、サムが頭の中でできたことのひとつは、話を変えてしまうことだった。マークは責任を負うべき共犯者ではなく、被害者になった。マークは本当に浮気をしたわけではなく、未遂にすぎなかった。サムは、実際には起こってさえいないことをマークに告白させた、相手の女性と治療プログラムに怒りを覚えたのだった。

レストランでの喧嘩とマークのうわべだけの告白の後、サムはマークと暮らしていく道を見つけだした。もしまた自分をだましたら、すぐに別れると心に誓ったのだ。そして、このためにマークが実際には浮気をしなかったと信じ、また浮気をし続けている証拠を無視する必要があった。サムはうまくやった。「で、それから五年間、結婚生活を続けたわ」

その間、友人たちはサムに忠告しようとした。「こう言ったわ。『そうじゃない、いつもバーに行ってるわよ。友達だって見ているわ。あなた、マークを知らないのよ。しょっちゅう女と浮気してるんだから』。その通りだった。マークはいつもバーに行き、一晩中帰ってこなかったけど、私は信じたくなかった。だってマークが『そんな馬鹿な。してないよ、あれっきりさ』って言ったから。それに、裏でこそこそするなんてとてもできない人だと思っていた。あの人は、そう、ポーカーフェイスのできない人、事をたくらむなんてできない人なの。マークはバーに通い続け、私は（駄目よ、信じなくては。アルコール依存症なんだから飲んでいるだけ）と思っていた。だけど友達は『そうじゃないわ、あなたは彼が何をしているかわかっていない』と言うの。私はマークをかばったわ。『あら、知っているわ、話してくれたから』って」

だがもちろん、サムの友人がマークについて言ったことは正しかった。

「そして二年ぐらい前に、彼が付き合っていた女性の存在に気づいたのよ。私はこう言ったわ。『あなた、離婚しないうちからリズと付き合っていたんですって。なんて卑怯なの。離婚の二年も前から』。そうしたらマークは『そうじゃない、実はロザリンが生まれる前から続いていたんだ』と言うじゃない。それってつまり九年前からだったということ。あのとき、心底裏切られたと思った。だって、ただ私をだましていただけじゃない。私はずっと友達に対してマークをかばっていたのよ。私の思っていたマークという人物に対する裏切りでもあったわけでしょ。彼が何者かさえわからなくなっていた。それが本当にショックだったわ、少なくともどういう人かはわかっているつもりだったから」

裏切りに目をつぶることには、そこにあって見えるはずのことを理解しない行為も含まれる。『オズの魔法使い』の、ドロシーのルビーの室内履きのように、情報は最初からずっとそこにある。サムが後で気づいたように、悲しい事実を理解するのに必要な証拠はすべてそろっていた。「今思い返してみれば、こんなふうに考えられるわ。マークはいつもバーに行って、一晩中帰ってこないことがしょっちゅうで、友達からも言われていて……」

心の中でどのように証拠を変えたかについて、サムはいくつかの手がかりをくれた。サムは明白なことを自ら進んで否定した。友人の忠告を無視した。繰り返し逆の見方をした。おそらく、裏切りに目をつぶる経験について語ってくれた他の人たちと同じように、そうすることで認識せずにいられるのなら、マークに関する不快な事実を忘れさえするだろう。

サムと裏切りトラウマ理論

ここで少し、裏切りトラウマ理論の話に戻ろう。すでに基本的なことについては理解が得られたことだろうから、さっそくサムが知らずにいた理由について述べていく。

サムはいくつかの手がかりをくれた。まず、マークがレストランで打ち明ける前、サムはマークに、もし離婚するとしたらそれは彼が「私と終わった」（浮気のサム独特の表現）ときだけだと告げていた。実際、サムはマークに決定的な最後通牒を出していた。もし私と終わったら離婚する。サムはこの言葉のために、マークから「未遂に終わった」と思われる浮気を告白されて、自分が置かれた危機的状況に強い不安と恐れを感じることになったのだ。

「ほら、私にはこの子がいる、それでこの先どうなるの？　家を出て、仕事を見つけて、赤ん坊を託児所に預けて、自活して、どれも生まれてから一度も経験のないことばかり。結婚するまでは実家で両親と暮らして、結婚してからはマークと暮らしたから、ひとりで暮らすなんて想像すらできなかった。だから何週間も、ただもう呆然としていたわ。あの当時はマークがしたことのせいだと思っていたけど、生活を変えて自立する方法を考え出さなくてはいけないという思いに、何よりも途方に暮れていたのね……。どうすればうまくやっていけるのか……。それで結局自分の怒りは忘れて、『わかったわ、あなたがこんなことをまたしなければ、それでいいわ』って言ったのよ。もちろんマークは、一回限りの関係だ、しかもあそこが立たなかったから実のところセックスすらできなかった、バーで酔いつぶれていたら女が言い寄ってきた、と言って私を説得しようとしたわ。今思い返すと、私は事実をほとんど逆さまにしていたのね。誘惑されたのはマークの方だった。彼は、そういう状況にあった。一度きりのことだった。だから結局『そうね、一回だけのことだし、一緒に乗り越えましょう』ということにしたの。今ならわかるわ、人生をこんなふうに大きく変えてしまうよりも、ふたりで買った家に住み家庭にずっととどまって、娘と一緒にいることの方が大切だったのね」

サムの言葉は、裏切りに目をつぶる現象についての理論的前提の核心をとらえている。つまり人は、自分が生き続けるのに必要だと信じている関係にとどまる役に立つなら、裏切りを認識しないままでいようとするのだ。サムは自分がマークにことごとく依存していると思っていた。マークなしでどうして生きればいいのかまったくわからなかった。自分と、そして娘が生きていくためには、マークと暮らしていくしかなさそうに思えたのだ。浮気を知って、裏切った人間のもとを去ることや対決することもありうるが、サムには出ていくことは論外だった。ひとりでどう暮らしていけばいいかわからなかった。出ていくことはできない、しかしマークに変わるように迫るのはどうか。マークにずっと抱いている不信感を突きつけて説明を求めれば、おそらく波風が立ち、ことによるとマークに出ていきたいと思わせてしまうかもしれない。レストランでの告白からの数週間、サムはマークを避け、それに対してマークは文句を言い始めた。文句を言われて、おそらくサムは捨てられるかもしれないと恐れたに違いない。サムがマークの浮気に目をつぶる方法を見つけ出したのは、生きていくにはマークが必要だと思い、浮気を認識すれば、絶対に必要だと信じている関係が脅かされると思ったからに他ならないだろう。

レストランでの告白から五年間、サムはマークと暮らした。この五年の間、サムはもう浮気を認めなかった。マークとリズの長く続いた関係をサムが知ったのは離婚後だった。サムは今でもマークが人をだます人間だと思えず、自分の描いたマーク像と一致させようともがいていた。「彼は特に頭のいい人間ではないと思うの。だから必ずしも私をだまそうとしたとは思えない。だけど何年も浮気を続けていたということになると、彼はきっと……そうねえ……私が知るだろうと怯えながら暮らしていたのかしら……。彼は実のところうぬぼれ屋じゃないと思う。謙虚な方よ。でも、わからないわ。『一回限りの関係だ』なんて言ったし……。でも、そうよ、明らかにリズと付き合っていた。だからわからないの、レストランで告白した浮気の相手とリズが同一人物なのか、彼の作り話にすぎないのか。それとも実際にそういうことがあって、それから結局リズとくっついたのかしら」

サムは、レストランでの出来事から数年後、マークから離婚を考えていると告げられ、そのときマークが初めて離婚を考え始めたのだと思っていた。「実際に離婚する二年ほど前に、マークが離婚することにしたと言ったのよ。ひとりになったらどうするか考えるはめになったことなんて一度もなかったから、呆然としたわ。けんかはしょっちゅうで、いつも不安定な結婚生活だったけど、本気で計画を立てなくてはと思ったのはあれが初めてだった。あのとき、彼が出ていく気だと知って、（さあ、何をしよう。そうだ、オハイオ州立大の公開プログラムに通うつもりでいたし、私の夢はコロンバス大に行って欲しい学位を取ることだったから、大学に行こう）と思ったの。それで、そう、あのときからずっと、ひとりで暮らす戦略を立てる必要に迫られたときから、初めは本当にゆっくり……意識的に計画を立てることさえせずに、（これが私の望んでいたことだわ、これが私の夢見ていたことよ）と無意識に考え始めていた。心の準備ができるまでに二年かかったわ。ただ離婚する気持ちを固めるだけのために、カウンセリングに通い、友達と話をし、考えられるすべての手を打って、それでもとても難しかった」

マークが自分と別れるだろうと悟り、サムはマークなしに生きていく方法を考えることを余儀なくされた。浮気に目をつぶり現状維持をしてきたサムだったが、もうそれではうまくいかず、それ以上の無認識はおそらく自分のためになりそうもなかった。こうしてサムは、生きていくには自分の力に頼るしかないと気づき始めた。この意識の目覚めは、サムの戦略の根本的変化を物語っていた。サムはつぶっていた目を開き、そしてこの変化はサムを自立した成人へと成長させていった。

「マークに離婚するつもりだと言われたころから、きっとあのころから私たちは本当の意味で同じ家で暮らすようになったのね……ただ、当初の私は、離婚の計画を立てようという気すらなくて、本当に計画を立ててお金を蓄え、銀行預金の残高を計算し、自分の物を別にするようになるのは、もう少し後になってからだったけど。私はマークのための予算や、彼がどううまくやっていけるか、どんな請求書を支払う必要が出てくるのか、収入内でどうやりくりすればいいかまで計算し、そのうえで配偶者扶養費としていくら請求し、何に同意すればいいかを判断することができたわけ。だから、私たちは本当の意味で、一緒に暮らしていたわ……。私はその年の五月に離婚を申請し、それからさらに四ヵ月、同居していた。私が『離婚するつもりよ、離婚するわ』と言っても、マークは私が実際に出ていくまで、私の言葉を本気で信じていなかったと思うわ。私が離婚を申請してからも。自分でさえ、その勇気があるか疑っていたわね。ひどくストレスが溜まることだったけど、私はとにかく別れたかったの。でも、誰かと本当に別れなくてはいけなくて、人をあんなふうに傷つけるのは、本当につらかった。こんなふうに一方的に離婚を相手に押しつける方でいるよりも、傷ついて物事に対処しなくてはならない方でいたいと切実に思ったわ。長い感情的プロセスだった。まったく身体的な動きではなくて、感情的なプロセスだったわ。どうやって抜け出し、娘を父親から取り上げ、アルコール依存症で薬物中毒の問題だらけの夫を無一物で放り出せたのかしら。そうしても構わないと思えるようになるまで、長い時間がかかったわ」

　サムがどれほど切実にマークと別れたいと思い、だが実際に離婚するのがいかにつらかったかを語るのを聞きながら、私たちは不吉な胸騒ぎが強まるのを感じた。サムの過去に、何か暗いものがあると気づいたのだ。その闇に、あえて光を当てるべきだろうか。

第七章

頭の体操

居心地のいい、幼い女の子の部屋の床に座り、ぬいぐるみの動物やおもちゃに囲まれ、優しい風と秋の陽光に包まれて、私たちはサムに聞きづらいことを尋ねた。

「身体的な安全が心配だったことはありませんでしたか」

「あの、実は、彼は……私はこのことをどうにか理解しようとしていたのよ。結婚して間もなくアラバマに移って、二年が過ぎていたわ。実家からは遠く離れていた。あの時期は、本当によくののしられた。近くに友達も誰ひとり住んでいなくて。ずいぶん罵倒されたわ……。[その後オハイオに移った最初のころは] 身体的な虐待はそんなにひどくなかったと思うけど、最後の六カ月から一年の間は、殴られたことも何度かあった……。言っておきたいのだけど、私が離婚を決意したいちばんの理由は娘がいたことよ。それからマークに繰り返してほしくなかった……。昔、彼［マーク］の父親が母親に暴力を振るっていたから、私はいいとしても、娘に暴力を振るってほしくなかったの。娘の安全が離婚の理由だった。私は少なくとも二度、彼から暴力を受けたわ。殴られたり、髪をわしづかみにされたりした。マークは最後のころ、かなり薬をやっていたの。覚醒剤［『スピード』と呼ばれるメタンフェタミン、粉末を吸う］をすごくやって、妄想と現実の区別がつかなくなりかけていたわ。真夜中に寝室で目を覚まし、『今帰ってきたのか。通りで車のドアが閉まる音がした』と言うの。午前二時に外を見張りに出て、私は部屋で眠っているのに外で男と遊びまわっていると思っていたのよ」

「だから、最後の半年から九カ月は、とてもストレスが溜まったわ。マークは何年も私に手を上げていなかったのに、急に事態が悪化した。それで、そう、私はすごく心配だった。実は一度、五歳半だった娘を連れて家を出ようとしたことがあったの。娘を腕に抱いていたのだけど、車に乗り込もうとする私の腕から娘を奪おうとしたから、近所じゅうに聞こえるような怒鳴り合いのけんかになって。そしてついには娘をはさんだ争いになってしまった。だけどあのことで、もう離婚しかないと思ったわ。私だけだったら、『離婚しましょう』と言わなかったかもしれない……」

「お嬢さんをはさんで争ったとき、あなたは本気で家を出るつもりでしたか」と私たちは尋ねた。

「あれは家を出る前年の夏だった」とサム。「あのときはたしか、彼がとうとう手を出し、その場の勢いで『こんなことするなんて、娘と出ていくわ』とやり返したのよ」

「つまり、逃げ出そうとしていた？」

「ええ、つまりこうよ。私は出ていく、あなたに娘は渡さない」

ようやくわかった。サムは虐待を受けた妻だった。この夫は危険な人物だった。アルコール依存症で麻薬常用者、そして精神的、身体的虐待をする。離婚したころには、マークの浮気よりも恐怖による支配の方が重大だった。夫との暮らしは、サムの安全と娘の幸せを危険にさらすものになっていた。

そこでやはり、サムがついに家を出るまで、何年も虐待に耐えていたことに疑問を覚える。なぜサムは家に居続けたのか？　後で録音テープを聴き、インタビューの間に私たちの頭に浮かんだ考えを思い出すと、自責の念にかられる。どうして、まずマークではなくサムの動機を尋ねたのか。私たちはどうして「なぜマークがその行動をとったか」と考えなかったのか。

私たちは今でも探り続けている。どうしてサムは家に居続けたか、そして頭の中でどのように折り合いをつけて、家に居続けることを正当化したのか。サムはちょうど浮気の証拠を「ヒュッ」と消せたように、虐待をあまりひどくないことに変える方法を見つけたのだ。なぜ？　そして、どうやって？

マークはサムを身体的に虐待していないときでも、精神的に虐待することがよくあった。つまり精神的虐待が、自分は自立して生活できないとサムが考える一因となった。離婚後サムは、大学の公開講座プログラムに受講登録をした。「大学の講座に出席するようになって、自分が賢いことに気づいたの。何年も『おまえは馬鹿だ』と言われていたから、（自分は賢い）（他の人は私を好きだ）（私は価値のある人間だ）（私は自尊心を持たなくてはいけない）と認識しなくてはならなかったわ。たぶん今でも、たいていの人よりは自尊心が低いでしょうね」

マークによる精神的虐待は、サムを縛りつけておくのに役に立った。サムは自分の能力を信じられなかった。能力がないから、生きていくためにマークに依存した。

私たちは、もう一度サムに結婚生活について話してほしいと頼んだ。すると今度は、サムは浮気の証拠を見過ごす力と、精神的虐待を無視したことを関連づけた。

さらに私たちは、彼女が当時無視したマークの浮気のしるしについて話すように求めた。

「マークは結婚指輪を一度もつけなかった、だけどきっと――」サムはここで、これまでにもよくあったように言いよどんだ。後でわかったのだが、マークが指輪をしない理由を、サムは指輪のデザインのせいにしていた。サムが指輪を選び、マークは派手すぎると言ったという。たぶん彼が結婚指輪をしなかったのは、火遊びの邪魔になるからだろう。［似合わない指輪を選んだ］サムに責任を転嫁するマークの口実を、彼女は言葉通りに受け入れた。

サムは話を続けた。

「マークは私に話して聞かせるのが好きだったわ、女性がしつこく言い寄り、自分は試される誠実な世間知らずの被害者だって……。他のことに関しては、彼がときどき出かけて朝になるまで帰らなかったのは事実よ。まだ結婚する前のことで今思い出すことがあるの。彼とどこかで待ち合わせをして、彼は来ないで私は何時間も待っている。車が通り過ぎるたびに耳をすませて（ああ、彼だわ）って思うの。

　振り返ると、まだ一緒にならないうちから関係を守ろうとあれこれしていたなんて、ぞっとするわ。二年前に友達が高校時代の話をしたの。『そうそう、ある日あなたの家に行ったとき、あなたはもう私たちとは付き合わないんだと思ったのを覚えてるわ。いつもマークと一緒で、私たちと何かをすることなんてなかったわね』と言ったわ。彼女が私の実家にやってきたとき、私は本能的にマークが怒るとわかったから友人に腹を立てたの。（よくもまあ、男の子たちと遊びにいこうと誘いにくるだなんて）と思った。マークが（連中はどうしてわざわざサムをパーティへ誘いにくるんだろう）と勘ぐるじゃないのって。

　だから憤慨を彼にではなく友達たちに向け、そして一切を忘れてしまった。いつだって彼の行動の埋め合わせをしていたわ。そしてずっと……彼が私を殴ったことは一度も口にしなかった。私はどこにも行けなかった、だってもし食料品店に行って、四、五分しかかからないはずなのに一時間かかったら、『どこへ行っていたんだ』って言われるから」

　サムは怯えて暮らしていたが、友人には楽しそうに見えたと思うと話した。誰からも、虐待を受けているとか、みじめな暮らしをしていると思われたくなかったのだという。「私はいろいろと順調にいってほしいときにそんなふうに考える性格らしくて、だから頭の中で、物事を正当化したり片をつけたりする。夫のことでは、ずいぶんそうしたと思うわ。どうしても、幸せな結婚生活を送りたかったから」

人間の心は驚くほど入り組んでいる。サムは「知っている」という言葉のある意味では、ほぼ確実に夫の浮気を知っていたが、「知っている」という言葉の別の意味では知ろうとしなかった。裏切りに目をつぶる現象が起きるには、何か重要なことを知っていながら同時に知らないでいられる、この複雑さが求められる。

私たちはマークの浮気に対してサムが目をつぶったことを主眼に置きこのインタビューを開始したが、家庭内暴力という難しい領域に話が進んでしまった。サムの場合は、浮気、精神的虐待、身体的虐待が裏切りというひとつの大きな難問を形成していた。だがサムにとっては、構成要素ごとの対処が必要だった。サムはそれぞれの要素に目をつぶる方法を見出した。裏切りの一部分に目をつぶることで、他の部分にはもっと楽に目をつぶれるようになった。浮気については、サムはマークの告白を信じずに、その後は歴然とした証拠も見逃すことにした。精神的虐待については、自分が至らない証拠と考え、マークから遠ざかりも対決もせずに、当然のように彼の判断を信じた。身体的虐待については、マークのために弁解してつらさを最小限にとどめた。サムは、マークとの生活を続けられるように、身体的虐待の認識をいろいろな形で処理したのではないだろうか。

殴打に目をつぶる

以前から、身体的虐待関係において裏切りに目をつぶることがどのような役割を果たすのかという問題には、ずっと関心を持ってきた。不倫行為はたいてい裏切られる人のすぐ近くでは起きないが、殴打は裏切られる人に起きる。不倫のしるしを見逃すよりも、身体的虐待を受けた経験に目をつぶるほうが難しいと思われる。だがサムは殴打をあまり見ないでいる方法を見つけたらしい。どのようにして？　私たちはあれこれ考えた末に、人はあることを知りながら同時に知らずにいられるという考え方に立ち戻った。知っていることの一部は意識的に使うことができるが、一部はほとんど意識下に潜在するのかもしれない。意識的な知識について考えながら、私たちはサムに「彼に殴られたという事実を、どの程度理解していましたか」と尋ねた。

「そのことではまだもがいているわ。今でも、トーク番組〈オープラ〉を見て司会者が虐待の被害者と話していたら、絶対にその被害者と私の状況は違うと言える。番組で加害者の性格を分析するでしょ。この男は精神病だ、それからこの男は虐待後に強く後悔しているとかね。妻や子に暴力を振るう人はいろいろよ。彼らを見ると『違う、マークはこうじゃなかった』って言ってしまう」

サムはマークと〈オープラ〉に出てくる暴力常習者のどこが違うかを説明しようとした。サムによれば、マークは自分を殴った後で必ず後悔したのだという。だが、これは少しも違わないように思われる。サムがついさっき述べたように、〈オープラ〉に登場した常習者の何人かも後悔していた。それからサムは、マークが後でひどく自責の念にかられるので、自分にある程度の支配力があるように感じたと語った。これもほとんど説得力がない。無意識の作用によって、ふだんは合理的な人も理解に苦しむ主張をすることがある！

サムは言葉を続け、いつも暴力がどのようだったかを語った。「私は殴り返そうとしない。彼には私を殺すつもりなんてない。だって彼は州で優勝したフットボールチームの選手だったのよ。彼が私にひどいけがを負わせるなんて簡単だわ。自制しているとわかってた。私にすごく腹を立てていただけなの。あざを見てそう思ったわ」

サムはマークに殴られてあざが出来ながら、今でも彼を〈オープラ〉に登場した暴力常習者とは違うと考えている。自分のあざをたいしたことではないと思っていたのだろうか。サムが語るうちに、身体的な傷が深刻な場合もあった証拠が出てきた。傷跡のひとつは鎖骨の端から端まで達していた。それでも自分が家庭内暴力の被害者であるという事実を、受け入れられずにいた。

「あるときアラバマで、彼に背中を蹴られたわ。腎臓が傷ついたのだと思う。二週間はほとんど歩けず、本当に痛かった。それから、やっぱりあそこに住んでいたときに、腕を折られたこともあった。病院で看護師に「まあ、ひどい」と言われたわ。変なことを言うと思った。だって私のなかには、本当に暴力を振るわれたとは意識していない自分もいたから……。私はそういう、自分の中に誰かがいるタイプの人間の特徴にだいたい当てはまるわ……だけど自分が被害者だとわかりたくなくて、だから誰にも話したことがなかった。友達に、『いったいこの人とどうなっているのよ』って言われたくなかった。私は彼を守り、そして自分もそう思われないように守っていたけど、同時にいつも幸せになりたいと思っている人間でもあったの。だから暴力を振るわれた後もすぐにまた（可哀そうな人、お母さんが殴られるのを見たから）と考えるようになるの。人生で心から恐ろしいと思ったのはたった二度だけ。どちらも、マークに手で私の口と鼻をふさがれたときよ。彼は私が叫んでいたからだと言ったけど、死んでしまうかと思ったわ」

サムは一度ならず激しい暴力を受けたが、それでも〈オープラ〉に出てくる妻たちの体験と同じだとは思わなかった。人間の心とは、本当に不思議なものだ。

秘密にするのは裏切りに目をつぶっているから

私たちはサムが虐待を誰にも言わなかった点に興味を持った。彼女の語りのパターンからすると、サムが自分の意識についてどのように理解しているのか、そのうちわかるかもしれない。もしマークの暴行を家庭内暴力だとはっきり告げていれば、虐待を意識の上で認識していた証拠になるが、当時サムがそう認識していたとは思えない。サムが人にマークの乱暴を率直に告げていたなら、悪いことだと本当にわかっていなかった可能性もある。一方で、誰にも秘密にしていれば、ある意識レベルで口にできないほどひどいことだったと知っていたことを示すだろう。私たちは「彼に殴られたことを誰かに話をしたことはありますか」と尋ねた。

「いよいよ離婚することになったときに、そのころ親しくなったばかりの友達が元夫のことや殴られていたことを話してくれたのがきっかけで、彼女に話すようになったわ。それから別の友人にマークが嫉妬深いと話したら、『殴られたことはあるの？』と聞かれて、つい『あるわ』と答えた。当時話したのは、このふたりだけよ」

友人に聞かれてつい口を滑らせてしまうまで、サムは誰にも話さなかった。一六年の間秘密を守り続けたのだ。これはサムが、ある意識レベルで、殴打がとても間違った行為だと知っていたことを強く示している。離婚したときでさえ、サムは家族に話さなかった。両親に真実を隠さなくてはいけないという思いが強かったのだ。

「実のところ、それも結婚生活を長く続けた理由のひとつだったわ……。いい夫婦を演じ続けようとしたの。そのせいで、離婚したいと話したとき両親はなおさら理解できなかった。マークのことをとてもいい人だと思っていたから……。ご質問は何だったかしら？」

私たちは質問を繰り返した。「殴られた話をしたことがあるかと、お聞きしたのですが」

「そうだったわ、だからずっと誰にも言わなかったの。でも今はコロンバスの友達はだいたい知っているようね……。私は被害者として振る舞う人が嫌なの、近親相姦の被害者のようにね。そして、それで人生が決まってしまうということが。私は虐待の被害者と決めつけられたくない。

だって、第一に憐れみはいらない。そして第二に、昔は友達に馬鹿で頭がおかしいと思われたくなかった。本当のところ後悔しているわ。高校時代のいちばんの親友によく話したの……マークがこれをしたとか、あれをしたとか、それからサムの父親が母親をよく殴っていたことも。そして『でも彼は私に手を上げないわ』って、本当にそう言った。彼女は『まあ、それは驚きね』と返事をして、私は彼が殴らないという芝居を続けた。今はとても悪いことをしたと思っているわ。だってマークのことやマークとの関係で嘘をついていたのよ。もし彼女がそれを知ったら、私に裏切られたと思うでしょうね。それがちょっと気になっているわ」

「離婚手続きをしている間はどうでしたか。弁護士には話しましたか」

「いいえ」

サムは離婚弁護士にすら話していなかった。明らかに経験をどう理解するかで、まだ苦しんでいたが、私たちはサムが現在の友達に虐待を話したこと、そして話したことで心が解放されたと聞いて嬉しかった。そしてマークから受けたひどい仕打ちのせいにして自己弁護したくないという彼女を尊敬した。また、被害者であることにあまりにものめりこんでいる人と一緒に過ごすのを好まない、というサムの言葉に同感だった。とはいえ中立的立場というものもある。人は被害者の役割に陥ってしまうことなく、被害者だと認めることができる。人は被害者であることを認めて、しかも他者の役に立つことができる。被害者だと認めたからといって、満ち足りた人間でなくなるわけでも、まして陽気な人間でなくなるわけでもない。

私たちは、サムがまだ経験の真相と完全に向き合っていないのが心配だった。最終章で詳しく述べるが、裏切りに目をつぶることからの解放には、社会に伝え明らかにする段階が欠かせない。サムはこの解放のプロセスにあるようだが、まだ時間がかかりそうだ。たとえば私たちはサムの話を聞くうち、マークを〈オープラ〉に出てくる虐待常習者と同じだと認めたがらないことからも、今もマークの身体的虐待を本気で犯罪と思っていないのではないかと疑うようになった。サムに対する暴行には、間違いなく多数の犯罪行為が含まれていた。彼女がこの行為を犯罪と呼ぶことができれば、それはよい兆しだろう。そこで「実際に起きたことが犯罪だったと思いますか」と尋ねた。

「どうかしら……。マークも被害者だった。彼は両親の暴行の被害者だったのよ。だからたとえ彼の私に対する振る舞いが非難すべきものだとしても、それで責める気にはならないわ。それに彼のしたことはここでは誰もが知ることになるのだし……。殴られていたとき怖いと思ったことが二、三度あって、それで受話器をつかんで電話をかけるふりをした……。でも通報したことは一度もないわ。だって警察が家に来ると思うと……その勇気はなかった。それに、翌日になったら後始末にどれほど恥ずかしい思いをすることになるかよくわかっていたのよ。人に知られて、彼は留置所……。本当に犯罪だと考えたことは一度だってなかったと思う。今でさえ、犯罪だと思っているのかよくわからなくて。おかしいわよね、だって明らかにそうだし……。それに他の女性の体験を聞くと、すごく同情するわ。私はマークにとても同情しているのだと思うわ……。

彼を守りたいと思う……。だから、そう、犯罪だと思うのが難しいの……。だって虐待にも程度があるようだし、必ずしも具体的なこととは限らないし……グレーゾーンがとても広いのよ。だけど、そう、犯罪だったわ。認めるなんて、思ってもみなかった」

サムが他の女性を犯罪被害者と見なすことができながら、マークの仕打ちを犯罪と考えるのは難しいと認めたことで、私たちはこの二重基準のさまざまな形についてよく考えてみた。このように自分の経験と他者の経験で重要性を分けることは、裏切りに目をつぶる現象の重要な側面ではないだろうか。マークはサムに二重基準を強いた——彼はよくバーに行ったが、彼女は映画館にさえ行けなかった。そしてサムは自分に二重基準を強いた。

二重基準やその他の頭の体操

完全に忘れ去るのが不可能な場合、心は他の手段に訴える。ときには、他者と同じ自分の体験を、それとは異なるものに変形してしまうこともある。サムの話を聞いて、ある研究を思い出した。精神的虐待を受けた子どもにその体験について質問し、また子どものきょうだいにも質問した。その結果は、興味深いものだった。子どもは自分よりもきょうだいの方がひどく虐待されたと答える傾向が見られ、これは子どもがきょうだいと同じように虐待されていた場合でも変わらなかった。(註1)

この研究を念頭に置き、私たちはサムに、人は被害者というレッテルを張られることに抵抗を示すことが多く、自分を被害者とは見なしたがらないのだと話し、次のように説明した。「程度の問題のことを話していましたね。ですがマークの場合、間違いなく法律に明記された罪を犯したと思われます。あなたが犯罪とは見ていなかったのは興味深いことです……。おそらく、むしろ飲酒のように……マークは行動の抑制が利かなくなったのかもしれません。子どものときに家庭内暴力を目にした人の多くは、他人を虐待するようにはなりません……つまり関連はありますが、誰もが後にそうなるわけではないのです。虐待を過去のことにしてしまう方法を見つける人もいます。(註2)あなたの成し遂げたことを考えてみましょう。あなたのような状況に置かれたら、子どもなどを虐待するようになる人もいるかもしれませんが、あなたは違います。あなたは人生をこのようにすっかり立て直したのですから」

サムは誰にも言わなかった。だが私たちはなお理解しようとしていた、サムが自分自身には言ったのかどうかについて。彼女は今もマークの虐待を犯罪とは思っていない。だからまさか自分が犯罪被害者だと自身に言ったとは考えづらい。サムはどこまで認識していたのだろう。彼女が出来事の意味を、残酷な犯罪から許せるものに変えたのはわかっているが、虐待そのものを忘れたことはあるのだろうか。これを知るのは難しいだろう。なぜならもしサムが出来事をすっかり忘れているなら、今それを思い出すだろうか。また、しばらく忘れていて今思い出したとすれば、忘れていたことを覚えているだろうか。これは記憶とトラウマに重点的に取り組む研究者が直面する難問だ。まず、私たちは思い出したことを確認する必要があるが、そのためには実際に何が起きたのかを知らなくてはならない。妻や子どもに対する暴力のような、親しい人間関係における虐待によるトラウマの場合は、ほぼ例外なく被害者の記憶に頼らなくてはならない。他に目撃者がいることはまれで、虐待者はめったに虐待行為を認めないからだ。しかし、難問ではあるが、被害者が出来事をよく覚えていることはあり、ときには時間が経つにつれて、どのように記憶を多かれ少なかれ思い出せるようになったかを詳しく述べることまでできる場合がある。おそらくサムの場合はこれに当てはまるだろう。

私たちは先ほどの疑問に戻った。「彼に殴られた事実を、あなたが頭の中から消し去ったことはあったでしょうか」

「それは、本当に思い出すのが難しいわ。アラバマでは、確実にあったわね、よく虐待されたから。でもオハイオに戻ってからは、起きたこと自体をよく覚えていない時期が何年もあったような感じで、だから（起きなかったのかしら、それとも忘れているの？）と考えているのよ。つまり……、虐待の仕方が変わったのだと思うわ。私の家族が近くに住んでいるとわかっているし、彼は私の両親を、特に父を好きだったから、それでたぶん変わったんじゃないかしら……。でも忘れているのかは、わからないわ。あるいは……何年も彼に虐待されなかった時期があったように思うし……でも人はいきなりあんなふうに変わったりしない……。アラバマでのことを思うと……。殴られて、ひどいあざが出来たことが何度もあって、鏡に映った自分を見るたびに思い出して……だから心の中に鮮やかに残っていたのがわかる。でも同時に忘れてしまいたかった。つまり、こう思ったの。これを消してよ、こんな姿を人に見られたくない、こんなことがあったなんて信じたくない」

サムは結婚当初から始まり、その後何年も続いた身体的虐待を忘れたのだろうか。結婚した頃の虐待は覚えている――あざが出来ていた。最後の頃の記憶もある――すでに離婚の準備を始めていた。その間に、身体的虐待はなかったのだろうか、それとも暴力を忘れてしまったのだろうか。サムにはわからない。いつかマークに尋ねるかもしれない。インタビューの時点で、私たちにはわからなかった。メタ記憶、すなわち記憶の記憶は扱いにくい。解明し理解することが困難な無認識や忘却が多く関わっているせいだけでなく、また裏切りに目をつぶることが本質的に現実の歪曲であることもその一因だ。私たちはこの問題に繰り返し取り組むつもりだ。難問ではあるが、いつか克服できるだろう。

サムのこの事例で私たちが知ったのは、サムが自分の記憶を疑い、もしかすると虐待を忘れてしまったのかもしれないという思いにもがいていたことだ。そしてまた、忘れたいと望んだのを覚えていたことも知った。もちろんサムが、マークの暴力を正当化し、目にあまる浮気を見過ごす手段を見出したことも知っている。結局のところ、サムは裏切りに目をつぶる達人だった。

加害者への依存と関係を維持する必要性

なぜサムは見ればわかることがわからなかったのだろう。これは動機の問題だ。浮気に目をつぶったのはなぜかといえば、おそらく彼女が生き続けるためにそうする必要があったからだろう。結婚生活を始めたころ、サムはほとんど意識していなかったが、夫の浮気に目をつぶる大きな動機があった。夫に何もかも依存していると思っていたのだ。裏切りを知れば、何らかの行動を起こさなくてはならないが、サムは波風を立てるわけにはいかなかった。知らない方がいい。知らぬが仏ということもある。知らなければこのまま、まあまあ幸せでいられるが、知ってしまえば混乱を引き起こすのは避けられない。生きていけるのなら知らない方がいい。

私たちはサムに、まだ結婚していたときの彼女の経済状態と、それがマークとの離婚の可能性にどう影響したかを尋ねた。裏切りに目をつぶることに関する理論に照らせば、結婚生活における虐待を認識しない現象は、経済的に依存している状況でよく起こると予想される。(註3) サムの話では、マークと結婚している間はきちんと仕事をするのがとても難しく、また彼が毎日職場まで送り迎えすることになっていたが、迎えの時間に車まで来るのが遅れるとひどく腹を立てたという。特にある仕事では、サムは毎日の店じまいを任されていた。「少し時間がかかったわ。そしてあるとき外に出て車に乗ったら、彼は怒って私を殴り始め、その様子を目撃した支配人が総支配人に告げてしまい、それで総支配人にそのことを問いただされた。だから私は、そうだったわ、支配人たちにそういうことを知られたのが悔しくて腹を立て、その後間もなく辞めたのよ」

サムは経済的にマークに頼っていた。そうなるようにマークが仕向けていた。サムは孤立していた。生まれてから一度もひとりで暮らしたことがなかった。こうした要素のすべてが作用し、サムは生きていくためにマークに頼る気持ちになっていた。サムは別のパート仕事を見つけるが、そのときはもうロザリーが生まれていた。赤ん坊がいても、やはりサムが自活する術を知らないことに変わりなかった。

サムがマークの裏切りを見過ごした理由や方法には、成人してからの環境だけでなく、他にも何かが影響したのではないだろうか。マークと彼の虐待に対して、認識し対決するのではなく否認し服従する素地が出来上がるのに、サムの子ども時代が何らかの要因として働いたのではないか。子ども時代の虐待被害と成人後の虐待被害に、関連があることを統計的に示す研究結果がある。（註4）成人後に虐待を受けた女性は、虐待経験のない女性に比べて、子ども時代に虐待を受けている場合が多い。（註5）この相関は統計的確率を示すもので、決定的パターンではない。喫煙は肺がんのリスクを高めるが、喫煙者がすべて肺がんになるわけではなく、肺がん患者のすべてが喫煙者であるわけでもない。さらに、裏切りに目をつぶる原因となる要素はひとつではない。遺伝的要素、子ども時代の虐待、社会化の性差〔社会の成員としてふさわしい人格形成における男女の相違〕をはじめとする多くの要素が、相互に複雑に作用する。（註6）

だがこのとき、サムに子ども時代の虐待について尋ねるのはあまり気が進まなかった。虐待について尋ねれば、ふさがった傷口を開くことになりかねない。サムにこの件について話す心の準備ができていて、問題を取り上げたことで生じる影響を彼女が乗り切るのに手を貸す用意が私たちにあるのでなければ、リスクが大きすぎた。サムは子ども時代の虐待を話題にせず、私たちも触れなかった。だが後で思った。（私たちがためらったのも、裏切りに目をつぶる現象の動力のひとつだったのだろうか。見ざる、言わざる、聞かざる、だったのか）

代わりに、私たちは社会化の性差について尋ねた。「あなたの両親は、性差について因襲的な考え方をしていたと思いますか。もしあなたが男の子だったら、人生は変わっていたと思いますか」

「そのとおりよ」サムは答えた。「振り返ってみると、兄はリトルリーグに入っていたけど、私はそうじゃなかった。テレビで野球の試合を観るのは好きだったわ。スポーツ観戦は好きだったけど、内気だから自分でやってみようとは思わなかった。兄は庭の芝を刈り、私は掃除やアイロン掛けをした……。私は社会のなかで女の子としてどうあるべきかを、しっかりと教育されたわ。目指すべき魅力的な体つきや、女性の役割というものがすっかり頭に入っている。本当に、吸収するべきとされたことをすべて吸収して、もうほとんど引き返せなくなっていたわね。それは人生に対する責任であり、いわば『自分の播《ま》いた種』のようなものだった。私はこの役割をとても真剣に受け止めたわ。私は種を播いた。どうすればうまくやっていけるのか。一生懸命にやってみたわ。実際はうまくいかないのだと気づくまで長い時間がかかった。それを、つまり結婚に失敗したことを受け入れるのはつらかった。両親をがっかりさせるのを恥じたし、それに離婚のことや私の評判が、家族や親戚を通じてみんなに知られる。私はただいい子になろうと、期待どおりの人間になろうとして、そして両親の機嫌を損ねないようにして大きくなった……。だから私はよい妻になろうとした。何年も努力したわ。自分の結婚生活がどんなにひどいものかが、少しも見えていなかった。

サムは子どものころ、「いい子」になることを学んだ。他人に服従し、仕えることを教わった。サムは他人の、特に男性の欲求を、自分の欲求より優先することを教わった。この種の性差による社会化の広範な相違には、たとえば危険な男性が出現すれば、少女が食い物にされる女性になってしまう危うさが秘められている。サムは自分自身の権利を概念化したり主張したりするスキルを教わっていなかった。「結婚生活の最後になってようやく、(ちょっと待って、私はここで彼がこのひどい人生を送ることを心配している)ってひらめいて、それで気づいたのよ。そして私は立ち止まって彼と自分を比べて思ったの。(待って、私の人生は彼の人生よりひどい。マークは酒を飲む。私を殴り、私は彼を恐れ、そして望む仕事に行けない)。大学に通うことすら、私を自慢に思うと言いながら、『一日中授業を受けるつもりなのか。俺はどうなる。一週間ずっと仕事なんだ。そのうえ赤ん坊の面倒まで押しつけられたら……』とか言って邪魔したわ。自分の子どもの世話を、『おまえの仕事をしなくちゃならない』というふうに見ていた。つまり、口では『きみを自慢に思う』と言いながら、通学を認めなかったのよ」

解放

サムは結局、ロザリーを連れてマークから逃れた。

「振り返ってみると、本当に驚きだわ……。今は大学院生で、実際に学生に教えてもいる。もし誰かがほんの五年前に、私が大学院生になって大学で教え、ひとりで世界中を旅するだろうと言ったら、嘘つきと決めつけていたでしょうね。だって、運転免許を取るのも怖くて、二五歳になってようやく取ったのよ。その私がいろいろな国に――インドにも――ひとり旅をするなんて。昔は本当にどこにも行けなかった。普通の人にとってはたぶん何でもないことができなかった……。精神的に向上して、そういう場所に自分がいるのを思い描けることすら驚きなの。私が出かけることとさえ怖がっていたと人が知ったら……。だって、もし何も起きなくても、マークが（何か起きている）と思うことがわかっていたから、そして重要なのはそれだけだった。だから、私は何を決めるときも、彼がどう考えるかで決めた――今でもいくらかはね。ある時間に彼から電話がかかる予定になっていたら、必ず電話に出られるようにしているわ。そうでないと後始末をするはめになるから。彼は腹を立てるだろうなって……。今でもマークに少し支配されているのね」

サムは前途有望な新しい道を進みつつあり、将来は明るいが、まだすべきことがあると知っている。信頼できる人に自分の過去を打ち明け、自分の力で目標を達成し続けていけば、いつかマークから解放されるだろう。サムの溢れるパワーに接して、私たちは彼女がマークの支配を受けなくなる日が来ると信じている。

第八章

研究成果からの考察

サマンサ（サム）・スペンサーは、虐待の情報を意識から消してしまうという経験をしたが、これは決して珍しいことではない。たしかにサムの事例では、多くの虐待の記憶が隠されたり、頭の中で自分の受け入れられる形に変わったりした。だが幸いなことに、誰もが彼女ほどの個人的虐待を受けるわけではない。逆にいうなら、サムの受けた虐待は深刻だったが、他にも同じような——あるいはもっと深刻な——虐待経験のある人も少なくない。そのなかには、やはり自分の受けた虐待をなんとか認識しないで済ます人もいる。またなかには、自分が虐待をする側になったり、あるいは目撃した虐待の記憶を意識から消してしまったりする人もいる。たしかに、人は誰でも自分や他人に対する虐待を思い出させるものに直面したとき、それを意識から「ヒュッ」と消してしまいがちだ。サムは、少なくともマークの浮気と不当な行為という二種類の虐待の被害者だった。一方は、たいていサムが直接目撃することがない場所で起きた。もう一方は、直接彼女の身に起きた。そしてサムは両タイプの虐待を意識から消し去った。浮気は心の中にうまく隠し、不当な行為は許すことのできるものへと巧みに変えた。このような作用はいったいどのようにして起きるのか。

前章では、なぜ人が裏切りに目をつぶるのかを探った。本章では、目をつぶる現象がどのようにして起きるかに焦点を当て、裏切りに目をつぶることを可能にしているいくつかの内的および外的な心理的プロセスについて見ていく。人が裏切りに目をつぶるようになるのは、愚かなことでも不合理なことでもない。ふだんは人に役立つ正常なメカニズムが、この作用をもたらすのだ。

メタ認知

裏切りに目をつぶり情報を自分の意識から隠すとき、（あのとき妙なことが起きていたかもしれない）と本人に思わせるような何らかの心理的経験を後にするのだろうか。人が自分の心理的プロセスを意識的に認識することを、メタ認知――別の認識（あるいは思考）についての認識（あるいは思考）――と呼ぶが、裏切りに目をつぶったときの心理的経験についてもっとわかれば、「どのように目をつぶるのか」という謎の解明に役立つだろう。私たちは多数の人から裏切りに目をつぶる経験を聞き、裏切りの証拠を突きつけられたときの心理的経験についても尋ねてきた。そのなかには何か（奇妙だ）とか（おかしい）と感じたことを一時的に思い出した人もいたが、その違和感について詳しく説明できる人は誰もいなかった。

インタビューをした別の女性は、夫が浮気をしていることを知らなかった。夫が家を出て浮気相手のところへ行き、事実が明るみに出たのだ。彼女は夫の浮気を本当に知らなかったのだと言った。怪しんだことすらなく、しかし、「私の魂は知っていた」のだという。「ある夜、夫が出ていく一週間前、私は上の階の、この自分の部屋でベッドに入って……、こう思ったのを覚えている。(変だわ)って。それはつまり、私の魂が夫から逃げたいと思っていた、ということだったのね」

たぶん彼女の魂は彼から逃げたかったのだろう。だが魂以外は逃げたいと思っていなかったようだ。浮気の事実は、夫が彼女のもとを去った後で彼女に告げて、初めて知ったのだから。

ある男性も、似たような経緯で妻が一年以上も浮気をしていたことを後に知ったと話した。初めて知って、ショックで呆然としたという。浮気の証拠を見逃していたのではと尋ねると、彼は妻が「夜に」たいてい自分を「避ける」のを受け入れていたそうだ。妻が午後五時の終業後に、毎日事務所を掃除するのに三、四時間かかるという言い分も受け入れていた。男性は意識の上ではこうした行動を怪しいとは認めていなかったが、ときどき何だか「おかしな気配がする」と「心配」だったことを覚えていた。相手を信頼する必要は、人に目をつぶらせる大きな要因であり、動力なのである。

注意と記憶

明らかな裏切りトラウマの認識を分離することができる人の場合、おそらく注意と記憶に関わる基本的な認知プロセスが重要な役割を果たしていると考えられる。いくつかの研究から、解離と「情報分離」との関係を示す証拠が得られている。（註1）情報分離には忘れることや認識しないことといった行動、つまりまさに裏切りに目をつぶるために必要な力が関わっている。

ジェニファー・フレイドと学生は、研究所で情報分離を研究するために解離体験尺度（DES：Dissociative Experience Scale）という心理検査を用いた〔28項目の質問が並び、自身の解離体験度を11段階の中から選択する。全項目の平均体験度合をDES得点とする〕。（註2）この検査は人が意識にとぎれを生じる頻度を評価するもので、意識のとぎれは瞬間的なもの（車でよく知った道を進んでいるときに重要な目標物を見逃すなど）から出来事を完全に忘れる、あるいは環境に現実感やつながりを覚えないことまで幅広い。臨床現場では、DESの得点が高い人は、解離性同一性障害のような解離性障害の検査が必要であると考える。研究の場では、このような人は「重度の解離性障害」に分類されることが多い。フレイドら研究者は、DESの得点と、トラウマを引き起こす出来事の経験が相関することを突き止めた。裏切りトラウマ経験が多いほど、DESの得点が高くなる傾向があるのだ。（註3）このことを裏切りトラウマ理論の枠組みに基づいて理解するとこうなる。解離は裏切りに目をつぶる力を維持する働きをする。よってトラウマを引き起こす裏切りをかなり多く経験した人には強い解離能力が生じる。

フレイドらが行った一連の研究では、DESの得点が高い（「重度の解離性障害」）参加者に、記憶と注意に関わる基本的な認知メカニズムを使う、さまざまな課題を実施した。この成績をDESの得点が低い（「軽度の解離性障害」）参加者の成績と比較し、裏切りに目をつぶる基本的な認知メカニズムについて何か知ることができるかを検討した。

このアプローチと「ストループ課題」と呼ばれる実験課題によって、ジェニファー・フレイドらはすばらしい成果を得た。（註4）

ストループ課題は実に単純だがきわめて有効な検査法だ。実験参加者は、たとえば青い色の「ジャガイモ」という文字のように、特定の色で印刷された文字を見る。参加者は、文字の色を声に出して言うことを求められる。ジャガイモという青い文字なら、正しい答えは「青」である。この条件は、中立条件とも呼ばれ、文字を読んで「ジャガイモ」と言いたくなるのを抑えなくてはならず、少し難しいかもしれない。難易度が最も高いストループ課題は、言葉の意味する色とインクの色が一致しないものだ。一例を挙げると、「赤」という言葉が別の色、たとえば青で印刷されている。参加者はインクの色が青なので「青」と言わなくてはならないが、文字の意味である「赤」と言いたい気持ちを抑えるのはかなり難しい。誰かにストループ課題を試してみよう。まず、「橋」のような中立な言葉を、いろいろな色で書く。次に、たとえば青い色で「緑」と書くなどのように、色を表す言葉をいくつか一致しない色で書く。友人にインクの色を声に出して言ってもらい、中立な言葉と色を表す言葉にそれぞれかかった時間を比べてみる。すると、色を表す言葉が一致しない色で書かれている場合の方が、ずっと時間がかかることがわかるだろう。

白黒のストループ課題も試せる。白黒の場合は、各行の文字数を言うことが求められる。たとえば、「CCCC」と書いてあれば、Cが四個あるので答えは「四」である。では、試してみよう。

DDDD
XXX
FF
HHHHH

答えは、四、三、二、五となったはずだ。

さて今度は、各列の数字の数を答えてみよう。

33
6666
444

２２２２２

答えは、二、四、三、五となったはずだ。

たいていの人は最後の、数字の意味と数の一致しないストループ課題を難しく感じ、色を表す言葉が意味と一致しない色で書かれている課題をたいへん難しいと感じる。一致しない色の課題を「矛盾する色」型の実験という。これが難しいのは、ちょうどシリアルの箱の裏や幹線道路の広告を読まずにいるのが難しいのと同じで、単語を自動的に読んでその意味を認識しようと活性化する脳の働きを抑制するのが困難だからだ。

この基本的なストループ課題を使い、フレイドらは解離体験尺度（DES）の得点が高い参加者は、得点の低い参加者よりもストループ干渉が強いことを明らかにした。（註5）これは解離性障害が重度の場合、軽度の場合に比べて選択的注意課題が困難であることを示す。選択的注意とは、ただひとつのことに注意を集中し、他のことはすべて無視することをいう。先に挙げた課題の場合なら、インクの色のみに注意を集中するわけだ。解離性障害が重い患者の方が言葉の意味から強い干渉を受けるという事実は、彼らには選択的注意が困難であることを示唆し、これは長年にわたり意識から裏切りに関する情報を締め出してきたことにより注意スキルが損傷したものと考えられる。重度の解離性障害の場合にはこのような損傷があるだけでなく、情報を意識から締め出す特殊なスキルも発達しているかもしれない。

追跡研究でアン・デプリンスとジェニファー・フレイドは、適切な条件下であれば、解離性障害が重い実験参加者は軽度の参加者よりも得点が高くなるかを調査した。この研究には、最初の研究と同じ選択的注意条件とともに、注意分割条件も用いた。選択的注意条件は前回とまったく同じだった。実験参加者はインクの色のみを言うように指示され、他の課題は与えられなかった。だが注意分割条件は異なった。今回、参加者はインクの色を言い、さらにその後の記憶課題で単語そのものを思い出すように指示された。(註6)

結果は実に興味深いものだった。前回と同じく、解離性障害が重い参加者の方が選択的注意課題に困難を感じ、意のままに注意を集中できなかった。だが彼らは解離性障害が軽い参加者よりも注意分割課題に困難を感じなかったのだ。このことは、解離が選択的注意に干渉するが、分割的注意には干渉しないことを示す。実のところ、解離はおそらく注意分割能力を高めるようだ。つまり解離が生じるとき、したがって裏切りに目をつぶるときにもまた、意識的認識や記憶に入ってくる情報の流れをコントロールする手段として、注意を環境の複数の対象に分割する何らかの力が関わると思われる。

これがどのように働くかを理解するには、夜間に父親から密かに暴行される幼い少年を想像してみるといい。日中、家族の主な養い手である父親は、少年の必要をかなり満たしてくれる。たとえば、父親は食べ物、衣服を与えてくれ、可愛がってもくれる。これはよくある裏切りトラウマの状況だ。もし子どもが父親のもとを去れば、今まで得てきたいいことを失うリスクが生じる。

だから子どもは、それを回避するため裏切りに目をつぶる。要するに、日中は何事もないかのように家族に接し、また子ども自身が基本的には何も問題がないと信じている状況を生む。さて、ここで先ほど述べた分割的注意に関する研究結果を考えると、これがいかに少年に役立つかがわかる。少年が朝食を食べているときに父親が部屋に入ってきて、少年の心に、暴行のことで小さな考えが形を取り始めたとしても、もし意識を部屋にある何か、たとえばガスレンジで母親がしていることに集中できれば、危ない情報を意識から締め出しておくことができる。これが注意の分割である。

研究所ではまた、人が単語を見た記憶についても検査した。単語には、裏切りトラウマの経験者にとっては非常に刺激的な、「レイプ」や「近親相姦」などの言葉を含めた。実験参加者のうち解離性障害患者については、解離性障害が重い参加者の方が中立の言葉やトラウマとの関連が低い言葉を多く覚えていた。(註7)この結果は裏切りトラウマ理論と一致し、解離が危険な情報を意識から締め出してしまうという見解を裏づけている。前述の少年に話を戻せば、母親の服の色(中立)は覚えているが、父親の顔の表情(刺激的)は忘れているに違いない。

アン・デプリンスとジェニファー・フレイドは、指示忘却パラダイム(この実験課題では、参加者は項目を示され、各項目あるいは項目の一覧表について覚えるように、あるいは忘れるように指示される)を使用して二件の追跡研究を行った。(註8)解離性障害が重い参加者も軽い参加者も、忘れるように言われた単語よりも覚えるように言われた単語の方をよく覚えていたが、別のタイプの単語での記憶ではどうなのか。いずれの調査でも、分割的注意を要する課題で覚えるように指示された単語について、解離性障害が重い実験参加者は刺激的な単語よりも中立な言葉を多く覚えていたが、軽い参加者は逆の結果だった。前の研究と同じく、この事実は分割的注意が裏切りに目をつぶる現象を促すこと、つまり注意の分割は、裏切りトラウマを多く経験した者が、その情報を意識から締め出す方法のひとつであることを示唆している。また研究では、この解釈と一致して、解離性障害が重い参加者は、トラウマ全般、特に裏切りトラウマを非常に多く経験したと回答していることがわかった。

キャシー・ベッカー＝ブリーズとジェニファー・フレイドは、単語の代わりに絵を使い、就学前児童についても同様の結果を得た。（註9）実験で子どもは、中立あるいは刺激的な絵を見るように指示される。絵を見た後で記憶の検査が行われ、子どもはすでに見た絵とまだ見ていない絵が混ざったものを見せられる。そして研究助手にそれぞれの絵について、前に見た絵かを言うように指示される。絵はすべて子ども向けの絵本から取ったもので、ピクニックのようなごく日常的な場面と、子どもが眠っている部屋の前に潜む父親というような危険な場面がある。

研究での分割的注意の状況は、子どもに絵を見るように指示しながら、同時にバックグラウンドで動物の名前を録音したテープを流して作られた。子どもは握ると「メー」と鳴くおもちゃのヒツジを渡され、「ヒツジ」という言葉を聞いたら、ヒツジを握りしめなくてはいけない。選択的注意の条件下では、子どもは動物名のテープは聞かされず、ただ絵を見た。子どもたちの検査結果は、成人と同じものだった。分割的注意の条件下では、トラウマの病歴がある子どもや重度の解離性障害がある子どもは、トラウマの病歴がない子どもに比べて、感情的刺激の強い絵を覚えていることが少なく、中立の絵を覚えていることが多い。しかし選択的注意の条件下では、子どもの記憶に相違はなかった。トラウマの病歴がある子どもはトラウマの病歴がある成人と同じく、注意を分割することによって、裏切りの認識につながるような情報を記憶しないことができるようだ。

要約すると、これらの研究は、裏切りトラウマの情報を意識や記憶から締め出し続けると、重い解離を引き起こすことがあると示唆している。これに関連して、解離性障害が重い（つまり虐待を受け「目をつぶった」かもしれない）人々は、感情を刺激しやすい情報を意識や記憶から締め出す傾向が強い。この分離には、注意の分割が必要と思われる。解離性障害者は、多忙な職場のような注意の分割を必要とする環境を自ら求めたり作り出したりさえする、というきわめて興味深い可能性もある。解離性障害の子どもが周囲を乱雑な状態にすることがあるのは、ずさんだからではなく、認識ができないからだとも考えられる。裏切りトラウマを経験した子どもも成人も、邪魔なものが多くある環境の方が、楽にうまくやっていけると感じるのだろう。このために、軽度の解離性障害者では混乱状態を好むように見え、重度の解離性障害者では混乱状態を作ろうとしているようにさえ見えるかもしれない。だが実際はただ、知っていると危険すぎる裏切りの情報をすべて意識から閉め出すのに役立つから、そうしているにすぎないのだろう。

解離

これまでも述べてきたように、人は知っていながら同時に知らないでいられる。この力は、人の脳が構造的に知識を区画化できることによると思われる。

マーニーの事例を見てみよう。マーニーは三三歳の女性で、解離性同一性障害（以前は「多重人格障害」と呼ばれた）と診断された。マーニーはたいていうつ状態にあり、もう何年もメンタルヘルス施設で治療を受けてきた。マーニーは脳の映像診断が必要な研究に参加した。科学者が磁気共鳴機能画像法（ｆＭＲＩ：functional magnetic resonance imaging）と呼ばれる技術を使い、マーニーの活動中の脳を観察するのだ。マーニーの別の人格に「ミミ」がいる。賢く活動的な女性で、いつもむっつりしているマーニーとはまったく違う。ミミはマーニーがアルコール依存症で犯罪行為に等しいほどの暴力を振るう母親から暴行を受け、性的にも精神的にもひどく苦しめられた過去を語る。

マーニー、ミミ、さらにいくつかの別の人格は、精神科医であるドン・コンディと神経生物学者のガウチュアル・サイへの協力に同意した。(註10) ｆＭＲＩを使用し、サイとコンディは別の人格に入れ替わろうとしているマーニーの脳をのぞくことができた。さらに脳のきわめて重要な部分である海馬《かいば》が、マーニーの場合は脳の大きさに比べ非常に小さいことがわかった。海馬の委縮は他のトラウマ経験者にも見られる。海馬は記憶の形成に欠かせない役割を果たすことがわかっている。マーニーが他の複数の人格に交互に入れ替わっているとき、「ガーディアン」という子どもの人格が現れ、海馬全体とその周囲の（側頭）皮質の活動が弱まった。その後、またマーニーが現れると、海馬右側部の活動が再び高まり明るくなった。研究者はこの結果のすべてを、マーニーが人格の入れ替わったふりをしているだけの課題（この場合、脳は非常に異なる活動を示した）と比較した。これは、裏切りに目をつぶる典型的事例についての、脳の基本的活動に関する予備実験結果ではあるが、実に示唆に富む。解離性同一性障害については、次章においてキャシーが自らの体験を語る箇所で、さらに詳しく述べる。

失感情言語化症

人格や臨床心理の研究者は、自己のあり方や他者からの断絶という現象の個人差を研究してきた。たとえば、高レベルの失感情言語化症（アレキシサイミア）を示す人々がいる。アレキシサイミアは自分の感情を認識できなかったり表現できなかったりする症状をいい、おそらく裏切りに目をつぶり続けるのに非常に役立つだろう。読者はアレキシサイミアと解離の関連性に気づくはずだ。解離とは人の知覚、記憶、認識の間で起こりうる、どちらかというと認知的な断絶だ。解離経験の多い人は、解離の傾向が強いと考えられる。裏切りトラウマの経験は、強い解離傾向を持つことに関連がある。(註11) また私たちの研究所でレイチェル・ゴールドスミスと行った研究などからも、アレキシサイミアのレベルと子ども時代の虐待体験には関係があることもわかっている。(註12) たしかに、知覚や記憶の解離も、感情の解離も、まさに裏切りに目をつぶったままでいるための手段であるかのようだ。

加害者の擁護と沈黙の要求

裏切りに目をつぶる内的プロセスに加えて、被害者は、知らずにいろ、沈黙しろという社会的圧力を受けることがある。たとえば、加害者や他者（家族や教会など）が黙っているように求めるかもしれない。沈黙を要求された被害者は、経験を話し合う機会をまったく失ってしまうかもしれない。社会的圧力と心理的メカニズムの作用により、他の誰にも伝えられなかった経験は、きちんと人に明かせたときとは異なる構造を心の中に形作る。これについては、後の章でさらに述べる。

裏切る者は、相手がそれを認識しないように手を貸すことが多い。たとえば加害者は、はっきりと黙っているように求めるのではなく、被害者が裏切りを認識しないように、あるいは否定するように、それとなく持っていくことがよくある。なかには、無意識にやっている加害者もいるだろう。このような加害者はまた、自分自身の裏切りに部分的に目をつぶっている場合もあり、このために周囲の人々が気づきにくくなることもあるだろう。加害者の多くは、自分が受けた裏切り行為を自ら繰り返しているように見える。若い性的暴力犯罪者を治療するあるセラピストはこう語った。「彼らは裏切りを恐れるあまり、再び裏切るのです」。自分自身が目をつぶっている加害者は、ある意味で、被害者や傍観者にも目をつぶるように誘導しているのかもしれない。

児童虐待者のなかには、被害者が裏切りに目をつぶることを承知していて、それにつけ込む者もいる。まるでどうすればいいのかを心得ていて、都合よく相手を使っているかのようだ。マイケル・マッティングリーの事例を見てみよう。マッティングリーは九歳の少年を性的に暴行した罪で告発された。(註13) 彼は警察に、少年に自由に近づけるようになるため、虐待を始める数年前から、友人として少年の母親を助けていたと供述した。また別の事件では、ベビーシッターを申し出たり、子どもを映画に連れていったり、お泊まりパーティをして自宅に泊めたりして、被害者や被害者の家族の信頼を得たとも話している。マッティングリーが実際に子どもを虐待するころには、すでに被害者の家族は彼の友情や、進んでしてくれる子どもの世話に頼るようになっていた。信頼と依存を得たマッティングリーは子どもを容易に虐待できたうえに、自らも一役買って作り上げた「裏切りに目をつぶる状況」によって守られていた。

集団思考と政府の隠ぺい

裏切りに目をつぶる現象はまた、「集団思考」とでもいうべきさまざまな集団過程により助長される。集団の調和は自主検閲により短期的には保たれるが、後に最悪の事態を招く例が多い。アーヴィング・ジャニスは集団思考の典型的な例として、ピッグズ湾の侵攻〔一九六一年四月に米国のキューバ人亡命者から成る反革命傭兵軍がキューバのピッグズ湾に上陸した〕を挙げた。(註14)この侵攻はアイゼンハワー大統領時代に計画されたが、計画を受理し認可したのはケネディ政権だった。当初、ケネディの顧問団の何人かは計画に対して重要な反対意見を唱えたが、結局は集団の圧力に沈黙した。顧問たちは不可能な計画を信じるようになり、結果は完敗に終わった。

政府が裏切りを効果的に隠ぺいすることもある。北京の天安門広場で起きた民主化を求める人々の抗議行動の隠ぺいは、組織的裏切りに目をつぶる例であり、このとき政府は事件の記憶を葬ることに直接関わった。一九八九年六月四日、天安門広場で大虐殺が起き、非暴力の抗議者が人民解放軍や武装警察に殺害された。そもそも民主化を支持していた政府高官である胡耀邦《こようほう》の死を悼み、抗議者が集まり始めたのは四月で、大半が学生と知識人だった。追悼に集まった学生は、次いで経済的改革の継続と民主化を支持するデモを行った。五月までに、この動きは中国で大規模な非暴力運動となった。これに対し政府は戒厳令を敷いた。六月四日、人民解放軍が市街に出動し、発砲して広場から人々を追い出した。死亡した市民の正確な数は不明だが、数百人から数千人と推定されている。

虐殺後、中国共産党政府は生き残った抗議者を多数拘束し、マスコミが事件を報道することを禁じた。同時に、天安門広場での抗議行動について議論することも禁止した。共産党政府が情報の管制や検閲としてとった措置には、メディアやインターネットの制限、教科書に事件について記載しないことなどがあった。(註15)中国国内でグーグルなどのサーチエンジンを使い「六月四日」を検索すると、ニュースは削除されて出てこない。あえて天安門事件について話す人は逮捕された。こうしたあからさまな検閲が功を奏し、大衆は事件の記憶に目をつぶったのだ。

信頼する必要

信頼の概念は、裏切りと密に関連している。信頼していない人からは裏切られないことを思い出してほしい。

新聞の見出しに「信頼されていた医者が殺人犯だった」、その下には「尊敬されていた医師ハロルド・シップマンに秘密の顔があることがわかり、市民は裏切られた思い」とある。(註16)シップマンは、イギリスの労働者階級が住む人口三万五〇〇〇の工業都市ハイドの開業医で、女性一五人にヘロインを注射して殺害し有罪になった。悪名高いアメリカの医師で患者三名を毒殺し告発された「ドクター・デス」ことマイケル・スワンゴと同じく、シップマンにも法廷で立証されたより多くの患者を毒殺した疑惑がある。（註17）どうやらシップマンもスワンゴも、繰り返し処罰を免れていたようだ。どちらの事件でも、元患者や同僚が振り返って、ふたりの医師の周囲で正常な範囲を越えて患者が次々と死亡したという歴然とした証拠を指摘する。ではなぜ長期にわたってこの証拠は一貫して無視されたのだろうか。

ふたつの事件には、いずれも信頼――そして信頼の必要性――という概念が繰り返し現れる。患者、地域社会、そして同僚の誰もが、シップマン医師やスワンゴ医師を信頼する必要があると強く思い、そして不自然な死という証拠を繰り返し無視した。人は医師に生命を預ける。信頼がなければ、医師の治療や助言を受け入れるのは難しいだろう。前にも述べたように、信頼の必要は人に目をつぶらせる大きな要素である。人あるいは集団が自分よりも権力のある他者に依存している場合、現状を維持するためには権力者の虐待に気づかない方が好都合なのだ。虐待を知れば、当然退却あるいは対立につながり、権力者の気持ちを遠ざけるだろう。裏切りに目をつぶるのは、たいてい生きていくための戦略だ。ある母親は、一緒に暮らしている彼女の恋人に「レイプされ妊娠した」と娘から言われ、「私の家にいる愛し信頼している人が、私の子どもの誰かを傷つけるなんてとても信じられない」と答えた。娘の告白を信じることを拒んだ母親は、それによって一緒に暮らす恋人に対する信頼と、彼と自分の関係を維持することができた。このように、人は虐待や裏切りを知らないままでいようとする強い動機を持つことがよくあるのだ。

裏切りに目をつぶる現象が起きるのは、結婚生活の維持であろうと、家族のまとまりのためであろうと、地域社会での自分の立場を保つためであろうと、何らかの状況の現状維持が当人にとってきわめて必要だからだ。生き続けるために結婚生活や家族、地域社会が欠かせないと思うなら、裏切りに目をつぶっていることはその人にとって生きていくための戦略となりうる。これまで見てきたように、人が現状を脅かす真実を認識しないでいるときには、精神的プロセスと社会的プロセスの双方が作用している。この無認識は生きていくための戦略として生じたものだが、また精神、身体、人間関係、社会にとって大いに有害な場合があることは忘れてはならない。

第九章

裏切りに目をつぶることの有害性

ここまで、裏切りのさまざまなレベルの悪影響について見てきた。本章では、裏切りの影響について体系的に述べたい。臨床データと研究データをもとに、裏切りの三つのレベルがすべての人にどのように影響するか、そしてどのように相互作用するか、加えてこれらがどのように社会に浸透しうる害悪となるかを見ていく。

まず、裏切りは人に個人レベルで影響を及ぼす。裏切られた人は多種多様な精神的、身体的異常をきたす。私たちの研究から、裏切りレベルの程度が高いトラウマ経験（たとえば、親しい関係にある人に襲われるなど）は、抑うつ、不安、解離、PTSD、境界性パーソナリティ特性（人間関係の困難を含む症候群）、身体的な健康問題などに関連のあることが裏づけられた。(註1)

次に、裏切りは人間関係のレベルで影響を及ぼす。特に幼年期に裏切りを体験すると、人を信頼して新たに継続的で豊かな人間関係を築くことが困難になる場合がある。人間関係の健全性は、社会が健全であるかを判断するうえで身体の健康と同様に重要であり、また個人の心の健康の予測因子でもある。このことは、個人レベルと人間関係レベルが相互に、継続的に作用していることを物語っている。（註2）

裏切りが人に影響を及ぼす第三のレベルは、社会的レベルだ。裏切りは人が相互に信頼し合い、組織を信頼しようとする基本的能力を損なう。信頼が失われれば、人は社会としてまとまることが難しくなりかねない。

では、裏切りが個人、人間関係、組織に及ぼす影響を見ていこう。

裏切りが個人に及ぼす悪影響

キャシー・ターナーは、私たちに進んで自身の過去を語ってくれた四〇代半ばの快活な女性だ。それは子ども時代のひどい虐待から始まった。キャシーときょうだいは、アイダホの小さな町でとても貧しい家庭に育った。現在、家族の消息はわからない。キャシーはコミュニティ・カレッジの学生で、看護学を学んでいる。小柄で金髪の、今でこそエネルギー溢れるキャシーだが、以前からずっとそうだったわけではない。家を離れてから何年もの間、解離に、そして抑うつやパニック発作に苦しんだ。

キャシーのインタビューは、こぢんまりとした快適なオフィスで行われた。よく晴れた春の日で、ライラックの花が咲いていた。だがキャシーは周囲のことなど目に入らない様子で、とにかく自分の経験を話したい、そうすることで他の人の役に立ちたいという気持ちが強く伝わってきた。私たちは、彼女の人生に何が起きたのか話すように頼んだ。

「裏切りという言葉で思い浮かぶのは、家族でも、社会でも、その他どこでも起きる嘘やごまかし。それから、期待される基準が手ひどく批判され、操作され、捻じ曲げられること。そして、私は……家族からいろいろな形で虐待された。私にとって最大の裏切りはノーマライゼーション〔アメリカ社会における白人とアフリカ系アメリカ人の対等の権利や機会〕というごまかしよ。それから、親は子どもを愛して慈しみ危険から守るものだという、このとんでもない嘘が続いていること。私が今まで生きてきたなかで親ほど危険な存在はなかった。これまで暴走族と走ったり、元詐欺師と暮らしたり、ほんとに愚かなことをしてきたけど、いちばん危険だったのは、私を愛し危険から守るはずの人たち。おぞましい身体的虐待、精神的虐待、性的虐待、宗教的虐待を受けたわ」

キャシーにとって嘘とは、父親から愛していると言われて性的虐待を受けたことだった。父親はキャシーを利口だと言い、そして頭を使うとお仕置きされた。「褒《ほ》められるから、頭を使っていいし、勘を働かせていいんだと思うわけ。でもそうすると一週間箱に閉じ込めて服従させようとする。本当にぎりぎりの状況だった……。だって、赤ん坊のころから育ててくれて、私にはこんな可能性があると教えてくれながら、一方でその機会をすべて奪ってしまうのよ。それに、安全にその力を、可能性を伸ばすことを学べる場所もなかった。自分らしくふるまうことや、そのことにどんな意味があるかを知る場所もね」

キャシーは、ずっと安全を探し求めていたと語った――安心して成長できる安全な基盤がなかったせいで、いかに成長する機会から見離されていたか。愛しているよ、頑張れよと言われ、同時に自分は簡単に処分されてしまうのだと思い知らされたキャシーは混乱し、途方に暮れた。「安全を奪われると、子どもは信じられないほど見事に従順になる。ほら、子どもには小さな強い心があるでしょ。本当にすばらしい生き物よ。大人は子どもを養って、導くことができるけど……子どもは自分の心のままに伸びようとする。太陽に向かって伸びようとするものよ。だから、『おまえはこんなすばらしい強い心を持っていて、こんなすごいことができる。そしておまえは姉や妹とは違うし、母親とも違う』と言うのはいい。でも、同時にそれを挫《くじ》こうとするのは……」

キャシーは続けて言った。「それこそが嘘だった。そして……矛盾に満ちた裏切りだった……。(どっちなの？　すばらしいの、それともあまりにも役立たずだから何度も裏切られるの？)って」

「だから、あなたはとても混乱してしまったのですね」

「恐ろしく混乱したわ。子どもは無意識に愛され認められようとする。人は誰でもそうだけど、特に子どものときにはね。だから認められ応援してもらいたくて、ロールモデルである親や、誰であれ自分の生活におけるそういう存在にとって正しいことをしようとする。だけどその相手が、一方でその正しいことを損なっていく。成長して心理学を学び、当時を思い返してみて、(そうか、父は心をひどく病んでいたんだ)とわかったの。重い精神病で、だからあれほど虐待した。私は分析し、検討して、片をつけることができたわ。だけど……あの四歳の女の子が受けた裏切りは、どうにもできない……。だって私は二歳のときにはフェラチオを教えられて、それを褒められていたから。めちゃめちゃね。まるで筋が通っていなくて、いつだってつじつまが合ってないことばかり。だから私はとうとう『精神病』になってしまったのね。いつでも葛藤があったから。いつも矛盾を抱えてた」

裏切りと解離

前章のマーニーのように、キャシーも解離性同一性「障害」と診断された。だがキャシーの様子はマーニーとかなり異なっていた。マーニーにはいくつかのはっきりとした別の人格があったが、キャシーの場合はかなり曖昧だった。おそらく子ども時代の困惑や混乱が反映されているのだろう。これは大事なことだが、診断カテゴリーはあくまでも便宜的なものにすぎず、メンタルヘルス・システムの提供する区分に人がぴたりと当てはまることはありえない。だからこそ、人の語る話全体に耳を傾けることに意味がある。知ってのとおり、人は自分にとって重要で不可欠な人間関係を維持するために裏切りに目をつぶる。もし（キャシーのように）幼い女の子が夜間に性的虐待を受け、昼間は家族が何事もなかったかのようにふるまうなら、女の子が家族と暮らすには虐待されたという情報を頭から追い出す必要がある。キャシーの場合は他に頼れる人がいなかったから、なおさらそうだろう。虐待されたという情報にともなう記憶や感情は、別の形を取る。人格の一部のみが裏切りの記憶を保持し、それで別の部分はうまくやっていける。要するに、これは命と心の救済戦略なのだ。

解離は「精神障害」とされているが、解離のメカニズムと原因をこのように理解すると、はたして考えられているように精神障害なのか、それとも親密な愛情で結ばれているはずの関係における裏切りという、現実の異常事態を前にした際の、正常で前向きな反応なのか、という疑問が湧いてくる。

キャシーは自らの解離を受け入れ、今も解離と共存している。いまだに時間の感覚〔見当識〕を失うという問題を抱えているが、以前のように出し抜けに起きることはないという。キャシーは今、虐待を受けた子ども時代を生き延びられるように当時、自分の人格の一部がキャシーを守ったのだと言う。「でも、もう自分と闘うのはやめたわ。だってこれが私なの。ようやくそれを受け入れた。真実を語ることもね」

三〇年前、キャシーが初めて身ごもったときは違った。当時のキャシーはひどく混乱していて、このとき解離の戦略をしっかり身につけたのだった。

「一〇歳半で妊娠、流産した私は、父の家から姉の家に連れていかれて、今度は姉の夫に虐待された。それでわかったわ。〈そうか、こうなるんだ。これは人生の一部なんだ……〉。これが私の人生なんだ。人間ってこういうものなんだ。こうなるしかないんだ。これが世の中なんだ。だから［私は］人生を変え、自分のものにして、楽しむようになる［必要がある］）。……それから、嬉しいことに神のご加護で最初の子を身ごもり、経過は順調で、九カ月後に出産した。だから私はいい人になろうとしなくちゃいけなかった。だけどまだ以前と同じ手を使うことはできた……激しい苦しみに苛《さいな》まれるか、それとも消えてしまうか。でも、私はもうその手を使う気はなかった、だって目の前に本当に可愛い赤ちゃんがいたから。もう、あの人たちと一緒にはいられなかった。もう虐待をする人の仲間ではいられなかったし、自分をごまかすこともできなかった。私はいい人にならなくてはいけなかった。息子に違うことを教えなくてはいけなかったのよ。だからごまかしや悪い連中とは縁を切って、まっとうな道を歩もうとしたわ。仲間から外れるつもりなら、他の何かを探さなくちゃいけない。そしてずっと探し続けた、安全を見つけ出そうとして……。それで多重人格になったり、意識が分裂したり、自殺未遂をしたり、薬に手を出したり、そういうことをしてしまうわけ。だって希望を失わずにいられるような環境じゃなかったから。だから人格が分裂するのよ、少なくとも私の考えでは、そして私の経験ではね。できることは何だってやってしまうの」

感情たっぷりに、キャシーは解離の利点を語ってくれた。それは自己が破滅しかねない環境にあった彼女にとって唯一の道だった。救いのない環境に置かれたキャシーは、大きな苦しみや混乱から出ていくようになった。それが当時安全を得る唯一の方法だった。キャシーがどのようにして安全を得る別の方法を見つけ、分裂した人格をひとつに戻すことができたかについては、また後で述べることにする。

解離とは、通常はひと続きになっている人の意識的経験が分裂することだ。重度の解離の場合、生活が困難になることもある。キャシーは解離して別の「部分」を作り出すことで、環境に順応するようになった。セラピーでその「部分」がようやく自分の意見を語ることができるようになり、しだいにキャシーとして統合してきてはいるが、彼女は今なおこの対処法を完全には捨て切れていない。

私たちの研究結果は、裏切りを含まない虐待よりも裏切られた経験の方が、解離との間に強い関連を持つという仮説を立証した。(註3) 裏切りトラウマ理論によれば、解離は個人の愛着システムに脅威をもたらす情報を遠ざけることができる方法である。幼い子どもだったキャシーが裏切りに対して選べる道は「激しい苦しみか、消えるか」しかなかった。彼女にとって解離はつらいものではあったが、実態がいかに悲惨であれ自分には唯一の頼りだった家族や精神的つながりを維持するための戦略だったのだ。

ジェームズ・チューとダイアナ・ディルは、家族から虐待を受けた人と、家族以外から虐待を受けた人を比較する研究を行った。(註4) その調査結果には、裏切りトラウマ理論で容易に説明のつくパターンが存在することがわかった。すでに述べたように、解離体験尺度（DES）は人の解離の程度を評価するものである。チューとディルは精神病の入院患者について、子ども時代に家族から虐待（身体的にも精神的にも）を受けた者はDESの得点が有意に高い傾向が見られるが、家族以外から虐待を受けた者にはこの傾向が見られないことを明らかにした。これはつまり、親しい関係にある人から受けた虐待の場合に、解離――情報の分離――が多いことを意味する。また別の研究者は、家族による虐待は、家族以外による虐待に比べてキャシーの事例のような解離が多く見られる傾向を明らかにした。(註5)この傾向は、被験者である少年犯罪者と学生の両方に見られた。

裏切りと忘却

裏切りに対する人の反応は、必ずしも解離のように極端なものばかりとは限らない。忘却という単純な反応もある。ジャック・ラヴィーノは裏切りと忘却の体験をこう記している。

「私は子どものとき、カトリックの聖職者や他の信頼される立場にあった人から性的虐待を受けた。虐待の記憶が初めてよみがえったのは、四四歳のときだ。最初は記憶をありえないことだと思っていた。事実であってほしくなかった。

三年後、記憶はもう否定しようのないものになっていた。私は心理療法を受けた。虐待への怒りが、しだいに湧き上がってきた」(註6)

裏切りトラウマ理論では、虐待の無認識や忘却は、加害者と被害者の関係が親密さ、信頼、そして養護をともなう場合に多いと考えられる。このような関係では、関係を維持する必要と裏切りの認識とが衝突する可能性がきわめて高く、だから忘却すなわち記憶障害が非常に多く起こるのだろう。ジェニファー・フレイドは最初の著書である『裏切りトラウマ　児童虐待を忘れるのはなぜか（Betrayal Trauma: The Logic of Forgetting Child Abuse）』で、関連する多数のデータを再分析し、近親による虐待はそうでない虐待よりも忘却が起こる傾向が強いという結果を得たと述べている。（註7）

学部学生から自己報告形式で収集した新たなデータを使用して、ジェニファー・フレイド、アン・デプリンス、アイリーン・ツルブリッゲンは、養護者による身体的虐待や性的虐待は、非養護者による虐待に比べて、出来事についての記憶障害レベルが高いことを明らかにした。（註8）

別の研究では、記憶障害の経験がないと回答した人よりも、記憶障害や忘却全般を経験したと回答した人の方が、加害者が親しい関係にある場合が多いことがわかっている。（註9）さらに別の研究では、子ども時代に性的虐待を受けた記憶を喪失した人は、記憶喪失を経験しなかったと回答した人に比べて、後に親しい人物から虐待される傾向が高いことも示された。（註10）人生全般の記憶（すなわち子ども時代と青年期の記憶）の喪失は、子ども時代の虐待体験と強く相関し、またこの喪失が起きやすい要因のひとつが、近親者による性的虐待であることも、ある大規模研究で明らかになっている。（註11）

裏切りとメンタルヘルス全般

インタビューした人の多くがそうであったように、キャシーもまた子ども時代、裏切りに苦しんだ。その影響は容易に見て取れる。子ども時代に裏切りを経験した人々の話は、裏切りトラウマがいかに有害かを私たちに教えてくれる重要な証言だ。私たちの実証的研究もまた、裏切りレベルの高い（親しい人に暴行されるなど）トラウマ体験が、抑うつ、不安、解離、PTSD、境界性パーソナリティ特性（人間関係の困難を含む症候群）などのメンタルヘルスの低下、および身体的な健康問題とつながることを裏づけている。

たとえば、ブリジッド・クレストとキャロリン・アラードとの共同研究では、慢性的な痛み、あるいは慢性的な健康問題、あるいはこの両方がある成人では、裏切りトラウマの経験が、不安、抑うつ、解離、身体的疾患の諸症状と強く相関することがわかった。（註12）

私たちは、裏切りトラウマや抑うつのような構成要素を、可能な限り正確かつ厳密に評価するように心がけた。だが心理的な計測や研究に完璧はありないため、別の研究グループによる研究結果の再現実験が重要となる。レイチェル・ゴールドスミス、アン・デプリンス、ジェニファー・フレイドは、健康な大学生を対象に同様の研究を行い、一致する結果を得た。（註13）さらに、疾病予防センター（CDC）のヴァレリー・エドワーズとその同僚が、多数の成人を対象にかなり

異なる計測手段を用いて、矛盾のない結果を得た。(註14)
他の研究者も、同様の結果を得ている。アン・デプリンスはトラウマ経験者のうち、トラウマになった出来事の裏切りレベルが高いと回答した人が、特に苦しんでいたことを明らかにした。(註15)同じくアトラスとイングラムは、身体的虐待や性的虐待と、心的外傷後ストレス症状との関連を調査し、虐待経験のある青少年（一四〜一七・一〇歳）の入院患者三四人に、「子ども用トラウマ症状チェックリスト（Trauma Symptom Checklist for Children）」を実施した(註16)。その結果、性的苦痛と虐待との関連については、虐待経験のない患者や家族以外から虐待を受けた患者よりも、家族から虐待を受けた患者の方に強く見られたが、心的外傷後ストレスについてはこの傾向が見られなかった。タレルとアームストロングは、性的虐待の経験者について、自傷行為の見られる者と見られない者を比較した。(註17)その結果、自傷行為者の方が、生まれた家庭で虐待を受けた者が多かった。
裏切りによって、トラウマを引き起こすような出来事や虐待には、有害で回復困難な側面が加わる。オクダ・マユミ医学博士が筆頭研究者である、親しいパートナーによる暴力についての最近の研究では、被害者は被害を受けていない人に比べて、新たな精神障害を来す比率が二倍高いことが明らかになった。(註18)この研究は、アルコールおよび関連障害に関する全国疫学調査（National Epidemiologic Survey on Alcohol and Related Conditions）の一部である。二万五〇〇〇人を超える成人が参加し、そのうち約一六〇〇人が親しいパートナーによる虐待の被害者だった。被害者は、PTSD、大うつ病、物質使用、さらに双極性障害、パニック障害、全般性不安障害のリスクが増大していた。

他にも多くの研究者が同様の結果を得ている。評価法、標本、研究方法は異なるものの、研究結果は繰り返し「裏切りトラウマ経験は心と体に悪影響を及ぼす」と示している。この関連性は決定的ではなくむしろ確率的なもので、「平均的に」である。裏切りトラウマが心と身体に悪いというのは、喫煙が肺に悪いというのと同じで、有害な要素によってダメージや病気のリスクは実質的に増すが、一方でこれを回避する人も必ず存在する。

裏切りトラウマ、性差、心の健康

裏切りトラウマが非常に有害であるという事実は、長く謎のままだった心の健康にまつわるひとつの問題の解明に役立つだろう。女性は男性に比べて、抑うつ、不安、心的外傷後ストレス障害（PTSD）など、さまざまな心の不安定症状を診断されることが多い。（註19）なぜだろうか。数えきれないほどの理論が生まれながら、今も謎のままだ。この男女差には裏切りトラウマも関係しているのだろうか。第五章で述べたように、平均的に少女や成人女性は、少年や成人男性よりも裏切りトラウマを多く経験する。もしかすると、女性にいくつかの心理的症状が高い割合で見られるのは、この事実に関連があるかもしれない。そこでシン・シン・タンとジェニファー・

フレイドは、大学生と地域社会住民を対象に、大規模な調査を行った。(註20) そして裏切りレベルの高いトラウマを引き起こす出来事は、裏切りレベルの低いものよりも心的外傷後ストレスの症状と強く相関するという先行研究の結果を確認した。彼らは「構造方程式モデリング」と呼ばれる情報処理手法を使用し、性別とPTSDの諸症状との相関に裏切りトラウマがある程度関わることを明らかにした。心の健康の諸症状における男女差が、少なくとも部分的に裏切りトラウマ経験の有無に左右されると考えられる証拠が示されたのだ。

オキシトシン調整不全――裏切りの影響を説明するメカニズム

裏切りトラウマとは、たとえば被害者と親しい関係にある人物によるレイプや養育者による児童虐待のように、個々人が信頼する他者から深刻な虐待を受ける側面を持つ出来事をいう。また、裏切りトラウマは多数の重大な否定的結果につながり、これは他のトラウマ(たとえば無関係の他人が関わる事故や、個人間の出来事などで生じるトラウマ)をはるかに上回っている。この否定的結果には、たとえば再犠牲者化、問題の多い対人関係、問題のある信頼決定、さらには身体的疾患の症状が増すなどの、多数の行動上や健康上の兆候が含まれる。(註21)

裏切りは、どのようにして身体を害するのだろうか。ホルモンを調整する内分泌系に裏切りが損傷を与えうるという考え方は興味深い。特にオキシトシン(脳下垂体ホルモンの一種である神経伝達物質〕の調整不全は、裏切りトラウマ〔被害者と親しい人物による個人間の暴力や虐待〕の経験と、それによる疾患という結果とをつなぐ生物学的メカニズムではないだろうか。まだこれらの変数に注目した研究は存在しないが、ある予備研究の結果やいくつかの別々の研究成果は、各組の変数の間に相関がある可能性を示している。すでに述べたように、裏切りトラウマが結果的に、他のトラウマ経験を超えた悪影響を健康に及ぼすことを示すデータがある。別の系列の研究結果から、充分な証拠により、プラズマオキシトシンが人間の行動のさまざまな側面、特に信頼、愛着、対人関係の領域に関係していることが明らかになっている。(註22) これは、裏切りトラウマ体験がオキシトシンの調整に関係することを強く示唆している。

さらに第三の系列の研究から、オキシトシン調整不全が、過敏腸症候群、慢性骨盤痛、間質性膀胱炎、妊娠悪阻《おそ》など、身体の健康のさまざまな障害につながることも明らかになっている。(註23) 裏切りトラウマ理論に基づけば、対人的なトラウマがオキシトシンに関連する心理的システム〔愛着と信頼〕に影響を及ぼし、したがって慢性的な裏切りトラウマの場合にはオキシトシン系が調整不全を起こしやすいと考えられる。そうであればオキシトシン調整不全は、裏切りトラウマ体験と、その結果として生じる病気をつなぐ生物学的メカニズムの役目を果たしているといえる。オキシトシンは、良好な人間関係に欠かせない信頼と愛着に大きく関わっているのだ。

裏切りが人間関係に及ぼす有害な影響

レベッカ・ブルーアーマン（第二章で初登場した六〇代前半の女性）もまた、裏切り〔父親からの性的虐待〕の悪影響を覚えている。キャシーと違って極端な解離に頼る必要はなかったが、やはり行動に混乱や困難があったという。レベッカはすぐに自分を責め、なかなか他人と信頼関係を築けなかった。

「私はとても不安な、愛情に飢えた子どもで、いつも賢くて可愛いいところを見せようとしていたわ。そうすれば誰かが私を大好きになって、もしかすると価値のある人間で、この世に存在していることだってたいした間違いじゃないと思ってくれるかもしれないから。

一八歳か一九歳ぐらいになったころに、裏切りの影響にひどく苦しみ始めたわ。私はとても頭がよかったし一生懸命勉強したけど、将来何になりたいかをひとつに絞れなかった。だから学部の専攻を医学部進学課程から社会学、体育と、いろいろと変えたわ。結局、科学で理学士号を取得し、保健体育でも理学士号を取った。それからさらに一流大学で体育の修士号も取った。そしてカレッジレベルで一一年間教えたところで急に太りだしたの（チョコレートとペプシで元気を出していたから）。このころは、ますますひどく混乱するようになって、不安が強まり、気分がふさいでいって、とうとう自分はどうしてしまったのだろうと思うようになっていたわ。

私の周りで、特に仕事で何か不都合が起きるたびに、自分のせいだと思った。父がそんなふうに言って私を精神的に虐待したのよ。その言葉がまだ心の奥深くに埋もれていたのね」

レベッカは裏切りの影響で他人を信頼して関係を築けなかったことを、何にもまして残念に思っていた。

「何十年も、他人とのつながりをうまく結べなかった。幼いころも一〇代のころも将来を約束されていて、知性豊かな大人になったあげくが、パートタイムで働いたり最低賃金の仕事をしたりで、経済的にも精神的にもやっとどうにか生活しているだけだなんて、わけがわからないわ。プレッシャーがどんどん積み重なって、とうとうミーティングや仕事で感情を爆発させて、その場にいる人に怒りをぶちまけたの。みんなが私を怖がった。それで仕事を失くした。それに友人も失った。自分がまったくの異邦人のように感じる世界で、さらに孤立してしまったわ」

裏切りと不安定な人間関係

レベッカは境界性パーソナリティ障害（BPD）と診断された。BPDは人格に深刻な問題を抱えた状態である。（註24）BPDと診断された人には、自殺企図、情緒不安定、険悪な感情の抑制不能がよく見られる。レベッカが、人と関係を築くのが困難だったこと、理性を失ったかのように同僚に怒りをぶちまけたこと、そして不安だったことはすべて子ども時代の虐待が原因だが、彼女もまたそれを子ども時代の虐待への適応症状ではなく、精神障害だと診断されたのだ。

先頃、私たちはローラ・ケーラーと共同で、裏切りトラウマ体験がBPD（境界性パーソナリティ障害）の発達にどう関与するかを研究した。（註25）考察する枠組みには、裏切りトラウマ理論を使った。すでに説明したように、裏切りトラウマ理論では、対人トラウマ経験者は、不可欠な加害者への愛着を維持するために裏切りに目をつぶると考える。このために、将来にわたって重要で安定的な関係を維持する能力を被害者は損なわれてしまうのかもしれない。

学生と地域社会の成員のそれぞれを対象にしたふたつの調査から、裏切りと性差が境界性パーソナリティ特性の有意の予測変数であることがわかった。男性の場合、高・中・低の三レベルの裏切りレベルすべてが境界性パーソナリティ特性の有意の予測変数であり、女性の場合は、裏切りのレベルが高レベルと中レベルの裏切りトラウマのみが境界性パーソナリティ特性と有意の相関にあった。この結果は、裏切りトラウマが境界性パーソナリティ障害の重要な原因である可能性を示している。

さらにブレント・ベルフォードとの共同研究から、健全な人間関係が仲介変数となりうることも明らかになった。（註26）つまり、裏切りトラウマに苦しんでいるが、なんらかの理由で——幸運あるいは適切な支援によって——人間関係が良好な人は、そうでない人に比べて境界性パーソナリティ特性が少ない。これについては、癒しについて語る第一一章で、さらに詳しく述べる。裏切りからの回復には、安全な関係が必要条件と思われる。

私たちがレベッカに、父親の裏切りが自身の人と関わる力に影響したと思うかどうか尋ねると、こう答えてくれた。「私には、もう二〇年も友人と呼べるような人がいないわ。いてもほんの短期間で、そうね、三〜四ヵ月ぐらいすると仲たがいしてけんか別れ。何人かとても親しい知人はいるけれど、友人は本当にひとりもいないの。だから、緊急時の連絡先を記入する必要があるときには、いちばん新しいセラピストの電話番号を書くわ。友人としてね。裏切りのおかげで、どんな形にしても人と関わる力はひどく損なわれたといえるでしょうね」

レベッカは言葉を続けた。「人と付き合ってみてはいるわ。いくらか信頼している人も何人かいるのよ、実のところ三人。それから新しいセラピストもね。この人は心から信頼している。だけど、幼いころからひどく失望してきたから、なかなか自信を持てなくて。それに、今は生まれて初めて自分が自分でいられる穏やかな生活を送っているから、人に台無しにされたくない。ある程度人に左右されずに自分でやっていかなくてはと思うの。だって人生の大半を自由にできないまま過ごしてきたから。というか、思うままにしたいとすら思っていなかった」

現在では、レベッカは裏切りに向き合い、症状も次第によくなっているが、それについては本章でさらに述べる。とはいえレベッカは今なお、幼いころに経験した裏切りの影響に苦しんでいる。

「頭がもうろうとなりそうな状況には、関わらないように心がけているわ。まるで広場恐怖症みたいに。人にはきっとそう見えるでしょうね。でも、単にひとりでいる方が好きなだけなのよ。

とても内向的で、自分のことが好きだから。ようやくね！　それでね、仲よくしている隣人は、陰で人の悪口を言うのが大好きなんだけど——私のことをどう言っているかは神のみぞ知るよ——面と向かっては絶対に悪口は言わない。でも、そんなの信用できないわ。だから、いろいろと一緒にしたり、してあげたりしてるけど、私の友人ではないの。友人になることは滅多にないわ。それに……必要なときに頼れるすばらしい人を何人か知っているから」

レベッカは、それが明らかに好ましい変化であることを認めた。「だって、本当に誰も知り合いがいなかったの、生きていくのに必死だったから。頑張って修士号をふたつ取得して、大学で教壇にも立って、それなのに他に何もできることがなかったから秘書になるしかなくて。本当に、とてもつらかったわ」

レベッカが人間関係に問題を抱えているのは、幼いころに父親から受けた性的虐待が直接の原因かもしれない。自分や他の重要な人に対する信頼を築いていなかったから、ひとりで模索するしかなかった。情緒不安定で、裏切りに対して強く反応すると自覚していたから、たいていの場合は関係を持たないことで順応したのだった。

それに比べて、キャシーの順応法はおそらくもっと一般的だった。キャシーは関係を求めたが、どのようにパートナーや友人を選べばいいのかがわからなかった。最初の夫は後に小児性愛者だとわかった。彼女はその夫との関係をこう語る。「このとき、生活はそれまでよりもよくなったわ、初めて上向いたの。でも私は何もわかっていなかった。普通とか、正常とか、安定とか、安全とかいうことが何もね」。それからキャシーはさらに二度結婚し、いずれも夫から精神的虐待を受けた。そして現在は、ようやく虐待などしない、キャシーが親友と呼ぶ男性と暮らしている。

裏切りと再犠牲者化

キャシーに見られるパターンは再犠牲者化のひとつの典型といえる。子ども時代に虐待を受けた人は後年、虐待を受けなかった人に比べて、性的被害、精神的被害、身体的被害を受けやすい傾向がある。(註27) たとえばアン・デプリンスは、一八歳未満での裏切りトラウマ経験が、一八歳を過ぎてからの再被害につながることを明らかにした。(註28) さらに、幼いころに個人間の暴行被害にあい、その後一〇代後半で再び被害にあったと回答した人は、対人関係や安全情報に関する論証問題の成績が、再被害にあわなかった人よりも悪いこともわかった。

虐待が虐待につながっていくこの残酷な結果は大きな謎である。なぜ子ども時代の被害者が、後にも被害を受けやすいのか。ロビン・ゴビンとジェニファー・フレイドは、この奇妙な現象を研究した。調査は大学生を対象に、裏切りトラウマ理論の枠組み内で行われた。その結果、子ども時代、青年期、成人期のどの時期であっても裏切りレベルの高いトラウマ経験がある人には、青年期や成人期に再び裏切りレベルの高いトラウマ経験をした人が多いという傾向が明らかになった。(註29) 裏切りの影響力は強い。子ども時代に裏切りレベルの高いトラウマを経験すると、思春期に、さらには成人になってからでさえ被害者になる可能性がはるかに高くなるのだ。

再犠牲者化には、裏切りを認識しているかいないかという問題が関係しているかもしれない。私たちはこの可能性を調べたいと思った。裏切りと裏切りトラウマについて研究する際に難しいのは、裏切りとそれに関連する概念の評価法を見つけることだ。すでに述べたように、BBTS（簡易裏切りトラウマ調査）は裏切りの「経験」を評価する目的で作成されたが、裏切りの「認識」はどう評価するか。これは厄介な問題だ。私たちはロビン・ゴビンと協力して、人の裏切りを正確に感知して認識する力を評価する、裏切り認識評価票（Betrayal Detection Measure）を開発した。（註30）裏切り認識評価票には、調査参加者が成人期に経験した、必ずしもトラウマを引き起こすとは分類されない一般的な裏切り（友人に秘密を暴露されたなど）についての評価も含まれる。また参加者の裏切りに対する認識レベル、裏切りを感知する正確さ、裏切りに対する反応も評価する。私たちは、参加者が裏切られているのを認識しながら、同時に裏切りに目をつぶり、事実上裏切りの認識を低めている事例を検討したかったのだ。そして、子ども時代に裏切りトラウマを経験した参加者は、成人後に受けた裏切りについての認識が低い場合が多いことがわかった。

またもうひとつ、裏切りトラウマがパートナーの選択に与える影響も、再犠牲者化に関係している可能性がある。ロビン・ゴビンは裏切りトラウマの体験が、恋人になるかもしれない相手に望む性質に影響しているかを調べた。裏切りトラウマ理論から、子ども時代のトラウマは社会的および認知的発達に影響を及ぼすことがあり、その影響が被害者に生きていくための戦略、特に解離や裏切りの無認識をもたらす。それによって、さらに被害にあうリスクが高まるものと考えられる。（註31）信頼と依存に基づく近しい関係において複数回犠牲になる経験は、虐待が常態のものであるという認識を発達させる一因となるだろう。この可能性を裏づける証拠はあるのだろうか。

ロビン・ゴビンは研究の参加者に、恋人になるかもしれない人のいくつかの性格について好ましさを評価してもらった。すると、再犠牲者化（親しい人に二回以上トラウマを経験させられることと定義）の経験がある参加者と、裏切りレベルの高いトラウマ経験が一回しかない参加者とでは、誠実、正直、思いやりの評価が異なっていた。すなわち、再被害経験者は、この三つを重視しないのだ。（註32）再被害経験者はまた、言葉による虐待を行うパートナーの方を好む傾向が見られた。言い換えると、一度裏切られ、再び犠牲になった人は、実際に言葉で攻撃するパートナーの方を好ましいと思ったのである。これらの結果は、親しい他者による複数回の被害経験が、パートナーの好みに独特な影響を及ぼすことを示している。

配偶者として好ましい性格とは、どのようなものだろう。たいていの人にとっては、誠実、正直、思いやり、信頼性、理解は大いに好ましい。ところが再被害を経験した人にとってはさほど好ましいものではないようである。

では、言葉による攻撃はどうだろうか。ほとんどの人にとっては、きわめて好ましくない。だが裏切りの再被害者にとっては、好ましくないわけでもないらしい。

再被害の根源は子ども時代にある。幼い子どもの行動パターンを説明する用語に「無差別の好意」があり、これは子どもが知らない人に過度に好意的で信頼している状態をいう。（註33）このパターンについては、外国で養子になった子どもや里子を含む虐待された子どもについての詳しい記録がある。研究者は、養護が一貫していないことが、この無差別の好意につながったものと考えている。だが裏切りトラウマ理論に照らせば、信頼と愛着のメカニズムの損傷として理解できる。健全な環境では、幼い子どもは過度に好意的に、もしくは信頼するようになる前に様子を見ることを覚える。この学習によって子どもは被害から身を守る術を身に付けていく。虐待を受けたことが原因で子どもにこの力が育たなければ、信頼すべきでない人を信頼してしまうため、後に再び被害を受けるリスクがはるかに大きくなるのだ。

裏切りが社会に与える悪影響

トラウマが世代から世代へと受け継がれることは、心理学の文献からもよく知られている事実だ。（註34）ホロコーストの生き残りの子どもは、ホロコーストを経験していない人の子どもに比べて、ストレスの多い状況ではPTSDになりやすいことも研究でわかっている。

この虐待の世代間伝達は、暴力のサイクルとしても知られる。子どものときに虐待され、後に虐待する親になる人がそれだ。アメリカ全国家庭暴力調査（National Family Violence Survey）に基づく研究では、子ども時代に家庭内暴力を経験した男性は、子どもを虐待するリスクが一三パーセント高い。(註35) 別の研究では、子ども時代に近親相姦の被害者だった母親の二四パーセントが子どもを虐待したのに対して、被害者ではない母親では三パーセントだった。これは子どもを虐待した母親が、虐待しなかった母親に比べて、子ども時代に近親相姦の被害者である可能性が八倍も高いことを示している。(註36) 最近の研究では、子ども時代に多種類の虐待を経験した母親は、(a) 直接に多種類の虐待を行う、あるいは (b) 安全ではない環境を作り出し、そこに自分の子どもを置いて犠牲者になる危険にさらす、というリスクが高いことが示された。(註37)

アンマリー・ヒューレット、ローラ・ケーラー、ジェニファー・フレイドは、六七組の母親と子どもをオレゴン大学の研究所に集めて、裏切りトラウマの短期的および長期的影響を調べた。(註38) その結果、母親も子どもも、裏切りレベルの高いトラウマ経験があると、解離のレベルも高いことがわかった。また、子ども時代に裏切りレベルの高いトラウマを経験し、成人期にも個人間の再被害を経験した母親は、成人期に再被害を経験しなかった母親に比べて解離のレベルが高かった。さらに、母親の再被害の多少と、子どもの個人間のトラウマ歴には相関が見られた。これらの結果から、子ども時代の裏切りトラウマ経験に由来する解離が見られる母親は、そのような環境にある自分と子どもの両方の将来に待ち受けている脅威を、いつまでも認識することがないと考えられる。この研究は、裏切りトラウマが世代から世代へ伝わりうる証拠を示している。

裏切りの社会的影響は、世代や近親にとどまらない。組織にまで及んでいる。第四章の内容を覚えているだろうか。広範な組織的裏切りについて述べ、さらに組織的裏切りが性的虐待の危害を悪化させることを示した、カーリー・スミスとジェニファー・フレイドの最近の研究にも触れた。この研究は、組織的裏切りが個人を傷つける可能性のあることを明らかにしている。すなわち組織的裏切りは、社会を損ないうるものだといえる。組織がもはや信頼できなくなれば、社会構造は破綻し始めるからだ。

「沈黙が裏切りとなるときがくる」……たとえ心に宿る真実から責め立てられようと、人は、とりわけ戦時には、政府の方針に逆らう任務を容易には引き受けない。また人の心も、自らの心の奥底や自分を取り巻く世の中にある体制順応的な考え方、すなわち無関心にことごとく立ち向かうという大きな困難を冒さずには、動くことはない……。

私たちの中にはすでに夜の沈黙を破り、話したいという強い衝動が苦痛に満ちた使命であると知った人もいるが、私たちは皆、話さなくてはならない……。私たちは人の限りある視力にふさわしい、あらゆる謙虚さを持たなければならないが、それでも話さなくてはならない……。

神は私たちに、弱者、声なき者、わが国の被害者、国家が敵と呼ぶ人々のために話すように命じた。なぜなら、何であろうと人の手が書いたものに、この人々を私たちのきょうだいではないとすることはできないからだ……。

私も彼らのことを考える。なぜなら、彼らを知り、彼らのとぎれとぎれの声を聞こうとせずに、意味のある解決策など得られないとはっきり知っているからだ」（註39）

これはマーチン・ルーサー・キング牧師が一九七六年に行った演説からの引用で、自らを含めて裏切られた人のために、行動を起こして声を上げるよう人々に訴えたものであり、今もなお訴え続けている。

裏切りトラウマは、個人だけなく社会全体にとっても危険である。過去の裏切りに目をつぶることで、裏切りが繰り返される危険が高まると同時に、裏切りに目をつぶることがさらに広範な裏切りをもたらしかねない。近代の最もわかりやすい例が、ナチスドイツでの出来事だ。きわめて多いレベルの裏切りがあり、これがナチズムの台頭やホロコーストにつながった。第一次世界大戦後、裏切られたと感じたドイツ人は、裏切りと思う事柄に立ち向かってそれを公表することによってではなく、表面的に安全に見えるもの、すなわち猜疑心や市民間の不信感をあおって権力を確立した政府や政権に頼ることで、その裏切りに対処しようとした。隣人が隣人を裏切った。子どもが親を裏切った。アーリア人がユダヤ人を裏切った。こうした裏切りの苦しみのすべてが、そして裏切りに立ち向かえないことが、恐怖とパラノイアを基盤とする社会を生んだ。つまり秘密主義と目をつぶる現象、このふたつがもたらした状況こそが、ホロコーストを生む土壌を作り出したのだった。

別の章で述べるが、これに対して後に南アフリカ共和国は、裏切りに異なる形で対処し、裏切りに目をつぶることを終わらせ、回復と赦《ゆる》しをもたらした。

裏切りが有害であることに疑いの余地はないだろう。裏切りは、解離および解離性同一性障害、記憶の消失、精神衛生上の多数の症状、不安定な性格や関係、再犠牲者化を引き起こしうる。裏切りとその害は、家族から組織に至るまで、どこにでも見られ、事態は絶望的にすら思えてくる。だが、本当にそうなのだろうか。

続く一〇章と一一章では、個人として、また社会として、人はどのように裏切りの影響を乗り越え、より自覚を持ち、健全になり、そして共によい形で将来に向き合うことができるかを考える。

第一〇章

知ることのリスク

裏切りを知らないでいることには利点がある。関係を維持でき、生活が大きく変わるようなことが起きるリスクもない。居心地がいいなら、人は少なくとも表面上は知らないでいることはできる。しかし、何かがおかしいのはわかっている。その結果、他人を信頼できず、他人と関係を結んでうまくやっていくことができなくなる。裏切りの経験を語ったり自立したりするリスクを冒すよりは、むしろうつ状態になり自分を追いつめてしまうケースも多いだろう。

裏切りを知ること——裏切りに目をつぶるのをやめること——は、人々に新たな深い認識をもたらす。世界が以前と同じではなくなる。知ったことで新しい価値観や信念、行動や愛情が生まれる。しかし、信頼していた人がもう自分にとって安全ではないことを認めたときには、ことによると、世界までが安全ではないように思えるかもしれない。裏切りに目をつぶることからの解放はまた同時に、親交と成長の新たな可能性を開いてくれるが、新しく知った現実の厳しさに怯えるかもしれない。決していいことばかりではないのに、なぜ人はあえて裏切りにつぶっていた目を開こうとするのだろうか。

まずは、知ることと語ることのリスクについて考えていこう。

裏切りを「知ること」

人はどんなきっかけで、目をつぶっていた裏切りそのものに気づくのだろう。たぶんもう証拠を否定できなくなったか、それとも人生が充分に安全になっていたり、社会的支援を不足なく受けている時期に達したのかもしれない。あるいは信頼できそうだと思える人と出会ったのかもしれない。理由は何であれ、知ることに身を投じるリスクを負える段階に到達したとき、人は一度人生がめちゃめちゃな状態になり、その後すべてが違って見え始める。結婚生活や男女関係は終わり、たぶん仕事も辞め、自分の家族を違う目で見るようになることもあるだろう。人生が一変するのだ。

このように、裏切りを「知る」ことは興味深い。人はあたり前に、自分は何かを知っている、あるいは知らないと考えるものだが、物事を「知っている」ということには実は多様な意味がある。意図的に知ることもできれば、感覚や行動のレベルで知ることも、言葉のレベルで知ることもできる。ジェニファー・フレイドは一九八三年に、共有性理論を提唱した。(註1) 人の私的知識と公的知識の差異を説明しようとする試みである。共有性理論では、情報の共有を通じて、すなわちコミュニケーションによって、内的な知識はより意識的に利用可能な、分類された、個別的形式の知識に再編成されるとしている。つまり、他者と共有したことのない知識は、共有された知識とは構成が異なるわけだ。したがって打ち明け話は、人が自分の経験を内的に知っている形式に変化をもたらす。

子ども時代に起こる虐待や個人間の暴力の大部分では、コミュニケーションの機会がない。つまりこうした経験の記憶や知識は、実は人に伝達した経験のそれとは異なる。(註2)これらの内的および外的な打ち明け話は、相互に影響し合う。自分に明かさないことで、他者に明かすことが避けられる、というように。いったん他者に打ち明けてしまうと、それによって自分がその出来事をどう理解しているかに変化が生じるのだ。

別の言い方をしてみよう。人の頭の中にある情報は、なかなか言葉の形で利用できないことがよくある。たとえば、これまでも話に出てきた「自由落下」の感覚を、言葉で表現するとどうなるだろうか。体験をうまく言い表す言葉を見つけるのは簡単ではなく、長時間悪戦苦闘することが多い。これだという言葉を見つけると、ようやく自分の経験を他者と共有できるようになる。つまり「自由落下」から「友人に裏切られて傷つく」へと変化するのだ。この変換は決して簡単ではないが、言葉をひねり出して経験を伝えるにつれて、事実は明確になる。

ベスの物語ではこのプロセスがはっきりと見て取れる。彼女の頭の中の知識は、最初はわけがわからないように思われた（そしてそう判断された）が、ついにそれを語る言葉を見つけた。さらに自分の経験した裏切りを他人に打ち明けるとき、ベスがある意味で自分自身にも打ち明けていたこともわかる。これはまさに、人が自分の耐えている経験について知らずにいることができるという、解離の核心に関わる事実だ。自分自身に打ち明けない（すなわち、目をつぶる）現象が起こる理由のひとつは、内的な打ち明け話と外的な打ち明け話がきわめて強く結びついているからに他ならない。外的に打ち明けることが安全でないのなら、自分が知ること、つまり内的に打ち明けることも安全ではないのだ。

ベスの物語

人の心の健康にとって、自分にしかない真の声を発達させるのは非常に重要なことだ。裏切りは人を傷つけるだけでなく、ときには頭がおかしくなったと思わせたり、沈黙させたりもする。裏切りに目をつぶろうとつぶらないでいようと、裏切られた体験を話すのは難しい。誰を信用すればいいのかわからないからだ。

私たちは、七月のある晴れた夏の日に、ベス・マクドナルドにインタビューをした。小柄な女性で、なめらかな肌と黒い髪は、三八歳という年齢よりもずっと若い印象を与える。実業家として成功したベスは、虐待された子どもを支援するプログラムを所有するキャンプ場で行っている。

夏の風が吹き抜けて涼しい、私用の快適なオフィスで、私たちはベスの人生のほとんどすべてが犠牲になった裏切りの話を聞いた。

「あるとき、四歳のころに残忍ないじめをしてくる一〇代の男の子たちから受けた虐待のフラッシュバックが起きるようになったの。当時私は一七歳だった。一〇代の終わりごろになると気味の悪い強い衝動が起きるようになって、自傷行為もしたわ。最初は自分で目の周りにあざを作ったり、こぶを作ったりした。でもそのうち、顔を、とくに目の近くを切るようになっていった。できるだけ自傷はやらないでおこうなんて思わなかった。だって本気で助けを求めている合図だったから。言葉にできないと思うことは何も話せなかった。自分に起きたことを語る言葉がなかったのよ。私は叫べなかった。体が麻痺していた。自分の声、記憶、涙……何もかも私の中に閉じ込められて出口がなかった。今はこう思っているの、自傷行為は涙を解放し、声にできなかったことを〝話して〟みようとしたのだと。最善の方法だったかといえば、違うわ。〝頭がおかしい〟ように見えた？　ええ、きっとね。でも意味があったかと聞かれれば、あったと答えるわ」

私たちはベスに、セラピストが彼女を麻痺状態や自傷行為から救うために何をしたか尋ねた。

「いきなりいろいろな診断名を言われて、薬物療法が始まりソンビになったわ。どの診断名も薬も、フラッシュバックの治療や自傷を減らす役には立たなかった。実のところ、セラピストが行動に移した唯一それらしい対処法は、私が自傷をした後で――いい、前じゃないのよ――地元の精神病院に放り込むことだった。だって私は何もないときにセラピストへ電話するのを禁じられていて、自傷をしてようやく連絡することができたから。セラピストの治療を受けていた三年の間に一度も、自傷にどんな意味があるかとか、どうして自傷をするかと尋ねられたことはなかった。

要するに、私が自分に何が起きたかを誰にも話さないように仕向けていたのよ。つまり経験を圧縮し、脇に押しやらせ、それに目を向けさせない、というのがセラピストのやり方だったの。私が『動揺する』から、そのことについて話さないようにと直接言われたわ。家族と連絡を取るのもひどく『動揺する』リスクがあり、治療の邪魔になるからと、両親と話したり、両親のそばにいたりしないようにとも言われた。そうして私は、話す必要のあることを話せない、支援システムの人に会ったり話したりもできない環境に追いやられたの。真の感情を持つこともその感情に浸ることもできなかった。耐えられなくなってそれを拒むと、診療所から出ていくように言われたわ。怒りが私の中で高まり、黒カビのようにしだいに大きくなっていった」

ベスは当時の満たされない気持ちを苦々しそうに私たちに語った。彼女はこのころ、支援システムから切り離され、助けを求める叫びを「頭がおかしい」と考える別のシステムのなかにいた。まさに、それはありえない状況だったのだ。それが、入院病棟に送り込まれて自分の言葉に真剣に耳を傾けてくれる人と出会うまでずっと続いた。

「何年ぶりかで、私の言葉や私の話に進んで耳を傾けてくれる人に出会ったの。悲惨な話にもひるまないで熱心に聞いてくれた。この女性ジュディには、子どものころにどんな経験をしたかを話せたのよ。ジュディと私のつながりはしだいに深まっていった。私は順調に回復したわ」

だがベスが退院すると、セラピストはベスとジュディのつながりを断った。それは「職業上の線引き」に基づく措置だったが、ベスにとっては深刻な裏切りだった。そのときのベスの反応については、すでに部分的に述べたとおりだ。

「まさにそのとき、その言葉とともに、体が暗い裂け目に落ちていくのを感じたの。ちょうど手術前に医師から麻酔をかけられて感じるような、冷たいものに洗われたような、死んでしまったような感じだった。暗く何もない裂け目に落ちていった。

昼も夜も、罪の意識に苛まれた。セラピストに繰り返しレイプされる夢を見た。私は話すのをやめたわ。セラピーのセッションでは、頭から毛布をかぶって座った——もう二度とセラピストに見られたくないし、見たくもなかった」

数年の間、ベスはセラピストの裏切りに目をつぶっていた。腹を立てていたが、セラピストの行動が間違っているとは言えなかったのだ。自分は頭がおかしいのかもしれないという疑いに常に苛まれていた。とはいえ、ベスが裏切りの深刻さを痛感し、事態を変えるようになる日が来た。当時、ベスは三〇マイル離れた町に引っ越し、そこからセラピストの治療を受けに通っていた。ベスは性的虐待経験者のグループにも参加していた。

「ある夏の日、頭から毛布をかぶって座っていると、セラピストが私に『すべて圧縮してしまえばそれでいいのですよ』と言う声が聞こえた。すると私の体がそれまで感じたことのない反応をしたの。胃の中で小さな火花が生じ、それがだんだん強くなりながら上がってくると、口から出た。私の声は、それまで聞いたことがないくらい力強かった。『もう、こんなことたくさんよ！』。毛布が滑り落ち、私は立ち上がると日の光の中へと歩み出し、二度と振り返らなかった」

人は重要なつながりや関係を維持しようとして裏切りに目をつぶるが、成長するにつれて、ベスがセラピストに対してしたように、そのような関係が欺瞞で自分を封じ込めるものだと悟る。もし悟ることができれば、もしあの見当識を失わせる場所への落下に支援が得られれば、人は真に自分を見つめ始めることができる。親友でも、支援グループでもいい、とにかく裏切りについて誰かに打ち明けずに回復はありえない。

ベスの物語は裏切りと向き合って成功した例だが、しかし危険もともなっていた。セラピストのオフィスを去った後、状況が悪化していたかもしれなかった。ベスは内的な裏切りの経験を言葉で伝えられるものにしようとして、ますます「頭がおかしい」という扱いを受けるようになっていたかもしれないのだ。幸運にもそうはならずに、ベスは自分の声に耳を傾けてくれ、すっかり解決するまで一緒にいてくれる人を見つけられた。その話は、また次章で述べよう。

語ればさらに裏切られる危険もある

裏切られた経験を語ることや認識することは、危険をともないかねない。それによって生じる他者からの不快な反応が、新たに有害な裏切りとなりうるからだ。レイプされたことで非難される被害者や、虐待を受けたことを信じてもらえない幼児虐待の被害者は、まさに深刻な裏切りを経験しているのだ。この裏切りは、相当なダメージとなる。打ち明け話への不快な反応が深刻な裏切りになりうるなら、裏切りの経験についても、関連するすべての厄介な問題や掛かり合いも含めて、被害者は打ち明けるかもしれないし、秘密にするかもしれないということになる。

打ち明け話に対する不快な反応は、さまざまな形を取る。きわめて不快な反応に、DARVOと呼ばれるものがある。（註3）DARVOとは、行動の否定（Deny the behavior）、立ち向かっている人への攻撃（Attack the individual doing the confronting）、被害者と加害者の役割の逆転（Reverse the roles of Victim and Offender）という反応の頭文字を取ったもので、虐待経験者にとってはきわめて否定的な反応である。つまり加害者の方が被害者の役割を割り当てられ（あるいは引き受け）、真の被害者を犯行の容疑者にしてしまうのだ。DARVOは被害者にさらなる心理的危害を及ぼしうるだけでなく、撤回や沈黙を引き起こすことも多いのではないかと思われる。

DARVOの適例は、レイプ犯を告発する場合だ。告発に対して被告人はレイプではなかったと言い、憤慨した様子で合意の上だと説明し、不運な被害者を演じる。加害者はさらに、被害者を悪意のある人物だと述べる。つまり加害者は被害者を、理由もなく人を告発するような一蹴されて当然の人間に仕立て上げるのだ。レイプを打ち明けた被害者は、こうして再び犯される。

打ち明け話をした被害者のリスクは他にもある。たとえば、結婚生活が破綻する、人間関係が壊れる、家族が互いに争うなどだ。労働者が仕事上の裏切りを話して内部告発者になれば、たぶん仕事を失うだろう。

実は、本書の共著者である私たちにも裏切りを打ち明けるリスクを示す出来事が起きた。まず背景を語ろう。一九九〇年の終わり、ジェニファー・フレイドが子ども時代に父親から虐待を受けたことを思い出し始めた。ジェニファーは慎重に対処し、個人的にセラピスト、夫、両親、そして数人の親しい友人にだけそのことを話した。そうして裏切りを語った結果のひとつが、彼女の両親による虚偽記憶症候群財団（False Memory Syndrome Foundation）の設立だった。警戒すべき結果は他にもあり、それらのうちジェニファーの語った話を次に記す。これは彼女の母親が書き、一九九一年と一九九二年に世間に広まった記事（「ジェーン・ドゥ記事」）についての話である。（註4）

「あの記事の存在は最悪の形で知りました。一九九一年秋、同僚のパメラ・ビレル博士のオフィスに座っていると、〈児童虐待という中傷の問題（Issues in Child Abuse Accusation）〉という会報誌を手渡されました。その会報誌はなぜか学部の郵便受けに入っていたそうで、どう思うか聞きたいと言うのです。私はパラパラとページをめくり、ところどころに目を通しました。〝ジェーン・ドゥ〟が執筆した『こんなことが起きるはずはない』という記事のところを一、二段落読み、〝スーザン〟という人の個人的経験が私にそっくりなことに愕然としました。そしてにわかに内容に関心を持ったのです。

記事には『近親相姦とレイプの虚偽の告発への対処』という副題がついています。それは〝成長した娘が実父に対して起こした、子ども時代に性的虐待を受けレイプされたという虚偽の告発〟に直面した家族が、一人称で語る文章でした。中年の両親が、三三歳の娘による近親相姦の告発に立ち向かうという内容です。ジェーン・ドゥは、夫が告発されたようなことは何もしていないと断言します。そして告発内容が虚偽である証拠として、娘がいかに信用できないかを示すために、娘の過去の私的な事柄をこと細かに、数えきれないほど並べ立てています。ジェーン・ドゥは、虚偽の告発の責任は自分や夫にはまったくないと言います。それどころか、非難の矛先を主として娘のセラピストに、ある一冊の本に、そして臨床心理学に向けていました。

同僚のオフィスで記事を読んでいくうち、耳の中で音がガンガンと鳴り響いて何も聞こえなくなりました。(なんてことかしら。これって私のことだわ)。それは私のことでしたが、決定的な細部のいくつかは変えてありました——名前だけでなく、私や他に登場する人についての重要な細部に手を加えてあり、あまり信頼できない記事でした。私は顔を上げて、パメラに『これは私のことだわ。つまり、本当に——私の人生よ』とつぶやいたのだと思います。彼女はとても困惑している様子でした。きっとあのとき、私が正気なのか判断がつかなかったのでしょう」

パメラ・ビレルはそのときのことを覚えていた。

「当時私たちは心理学部の同僚として出会ったばかりで、まだ彼女のことをあまりよく知ってはいませんでした。今では、この先もずっとお互いを高め合っていける友人ですが。一九九一年のあの日、どうして彼女が私のオフィスに座っていたのかは思い出せません。

あのころ、私は心理学部の心理学外来の指導教官で、臨床医として開業もしていました。しだいに盛んになりだした『偽の記憶』についての議論も、多少は知っていました。診療所では性的虐待の過去を持つ患者も診ていましたが、後に『抑圧された記憶』と呼ばれるようになった症状は、当時誰にも見られませんでした。そんなわけで、心理学部の郵便受けに、ある日見たこともなく頼んでもいない会報が届いたときには、誰が何の理由で送ったのか見当もつかず首をかしげました。そして、まあ後で読もうと机の上に置いたのです。会報誌名は〈児童虐待という中傷の問題〉で、児童虐待の虚偽の告訴に関するもののようでした。さほど関心もなく、仕事にもほとんど関係がなさそうでしたから、ただの人生によくある謎のひとつだと片づけました。

とはいえ、ジェニファーと話をしていたとき、なぜ私の郵便受けに届いたのか手がかりを知っているかもしれないと思い、会報誌を見せてみました。べつに根拠があったわけではなく、知人と意見を交わすには面白い出来事だという感じだったのです。会報誌を読むジェニファーの顔に浮かんだ表情は、はっきり覚えています。最初は好奇心、それから困惑、そして不安。彼女はあぜんとして私を見ました。そして『これは私のことだわ』と言うのです。私もまたあぜんとしました」

ジェニファーの回想は続く——。

「『あなたのこと？　どういう意味なの？』と、パメラ・ビレルが聞きました。私は震えながら、虚偽の告発をされた母親であるジェーン・ドゥが書いたという記事に、明らかに私の体験だとわかる詳細がいくつも含まれていることを説明しました。私の身元はすぐに見破られる程度にごまかされ、詳細のいくらかはでっち上げられていましたが、そっくりなのは否定しようもなかったのです。なんにしても、他の人たちがこの記事を読めば、私のことだとわかるだろうと思うと、不可解さは恐怖に、そして屈辱へと変わりました。まるで私的な事柄を書きつづった日記を公開されたようなものでした。いいえ、それよりも悪かった。記事には真実に加えて、でっち上げられた詳細な私的情報までが含まれていたのですから。

このありえない経験の後、日が過ぎ、週が巡り、数カ月が経って、私は両親と何人かの同僚の間で相当な数の手紙が交わされていたことを知りました。一九九一年の夏の終わりから秋の初めにかけて、母はあの記事を私の同僚数名に送っていましたが、その中には学部長教授も含まれていました。その年はちょうど、私の正教授への昇進が検討されていました。記事は厳密には匿名で書かれていましたが、同僚が受け取った記事にはたいてい母の署名入りの手紙が添えられていて、それによって母と私のことだとはっきりわかるのです。後で知ったことですが、母はジェーン・ドゥの記事を送る前から、すでに学部の同僚に電話をかけ始めていました。
一九九一年秋、私が同記事の存在を知ってから数週間後に、両親とその協力者がすでに、虚偽記憶症候群財団（ＦＭＳＦ）の専門家による諮問委員会を組織し始めていることを知りました。翌年の春には、私にＦＭＳＦの専門家諮問委員会への参加を依頼すらしてきました。断ると、母から再度依頼が来て、そこには『諮問委員会はあなたが参加しても何ら恥じることのない一流の機関になりつつある』という意見が記されていました。裏切りに次ぐ裏切り――裏切りを思い出すようになった私のような人間を攻撃するために設立した機関への参加を、私は求められたのでした。

この時期、両親は私の職業生活に入り込んできて、ついには何人もの同僚が実際にＦＭＳＦの委員会に名を連ねました。特に学部の同僚が参加したときにはショックを受け、私の学部生時代の元メンターが諮問委員会に加わったときには、さらにショックを受けました。どうして彼らがそんなことをするのか理解できなかったのです。私を信用できないのだろうか。もしそうなら、どうしてだろう。今まで、名を汚すようなスキャンダルもなく、詐欺や不正を働いたこともないというのに。

今にして思えば、そもそも私が幼いころの裏切りに気づかないでいれば、こんなことは一切起きなかったのです。虚偽記憶症候群財団が設立されることもなく、むろん同僚の裏切りも起きませんでした。けれども私は思い出したことを後悔してはいません。おかげでとても成長できましたし、多くを学んだからです」

本章ではここまでにするが、この件については第一三章でさらに述べる。

認識することは難しく、打ち明けることも難しい

打ち明けることはたしかにリスクをともなうが、回復のためには欠かせない。私たちはレベッカ・ブリューワーに尋ねた。「結局、何があなたの役に立ちましたか」

答えはこうだった。「私の経験を話せること。そして、何をすべきだとか、どうすべきだとか言わずに、ただ耳を傾けてくれて、ただ私のためにそこにいてくれること。それから信じられていること。だってこれまで人生のほとんどずっと、信じられていないと感じていたから……。それがいちばん大切なことね。だから、もっといい人生にするためにリスクを冒せた」

打ち明けること——つまりトラウマについて話すこと——とトラウマの影響は、密接な関係にある。裏切りや恥辱、秘密主義のレベルが高い対人トラウマの場合、トラウマと打ち明け話がいっそう深く関係することは理にかなっている。事実、そのようなトラウマについての打ち明け話にちなんだ言い回しがある——「口にするのもはばかられる」というではないか。

打ち明けることは、感情的、法的、経済的な助けを得るのに役立つ。打ち明けなければ、対策

を見つけるのは難しく、回復をもたらしにくくなり、また将来のトラウマを予防することもきわめて困難になる。個人的にも社会的にも、沈黙が問題を闇に閉ざす鍵のひとつであり、秘密主義が対人的暴力の温床であるのは明らかだ。だからこそ、トラウマを誰にも打ち明けないのがごく当たり前となっていることに、首をかしげずにはいられない。

そうした利点があるにもかかわらず、打ち明けるのが後になったり、打ち明けさえしなかったりすることが一般的になっている。(註5) 実のところ、トラウマはそう簡単に話し合える事柄ではない。忘れている場合もあり、世間体がきわめて悪く、語るのを禁じられていることもある。またこれまで見てきたように、トラウマについて話し合うことはきわめて高いリスクをともなう可能性がある。

なかでも打ち明けられにくいケースが多いのは、ごく身近な人からの虐待による性的トラウマの場合で、裏切り、恥辱、秘密主義という要素がすべてそろっている。研究によれば、性的虐待を受けてすぐに打ち明ける被害者は、四人に一人未満だ。(註6) 虐待を受けてから打ち明けるまでの期間は、一般に八年から一五年である。(註7) トラウマに関する研究に参加したトラウマ経験者では、研究調査で初めて経験を人に打ち明けた場合も多い。(註8)

さらに、子ども時代に性的虐待を経験した人のなかは、成人するまで被害を打ち明けず、一度も口に出さない人も多い。(註9) また打ち明けた後に、撤回したり再び沈黙したりする、というパターンのあることを明らかにした研究もある。(註10) 打ち明けておきながら、取り消す人も、そして再び口を閉ざしてしまう人もいるのだ。被害を打ち明けない、後になって打ち明ける、あるいは撤回するという行動は、加害者が被害者と近い関係にある場合に特に多く見られる。(註11) 打ち明けることにともなう、生きていくために必要な関係への潜在的リスクについては、後で再び取り上げることにする。

なぜ打ち明けないのか?

人は打ち明けない理由——明示的な理由——のいくつかを認識しているが、内在する理由については充分に認識していない。明示的な理由は、打ち明ける危険を承知していることに関連がある。打ち明けようと考える人は、当然ながら否定的な反応を恐れる。信じてもらえないこと、非難や仕返し、恥辱、そして大切な人に危害が及ぶことを恐れる。

打ち明けない理由のうち、自覚されないものとはなんだろうか。やはり現実のリスクに基づいてはいるのだが、そのリスクや自分がそれに影響されている事実を、人々は認識していない場合がある。この内在する理由とはつまり、トラウマを打ち明ければ生きていくうえできわめて重大な関係が失われるかもしれないということに尽きる。このことは、裏切りに目をつぶる現象の核心——つまり不可欠な関係や社会的システムを守る必要——に私たちを立ち帰らせる。打ち明ければ、そうした必要な関係を危険にさらすかもしれないのだ。

裏切りトラウマについてはすでに述べたが、そのなかで、人が裏切りに目をつぶるのは生きていくためのメカニズムだろうという考えについて覚えているだろうか。裏切りトラウマ理論によると、裏切りに目をつぶる現象が起きるのは、いったん裏切りを認識してしまうと、自分に欠かせない、あるいは必要だと自分が思っている関係を脅かすことになる場合だ。なぜなら、認識すれば依存している当の相手を追い出したり、敬遠させたりすることになったり、あるいは相手が否定的な反応をする危険がある。その場合、無認識、忘れること、打ち明けないことが、この種の裏切りトラウマへの対処法として適切と見なされるだろう。言い換えると、被害者は沈黙を守ることで、必要不可欠だと自ら認識している関係を守るのである。だからそう簡単には打ち明けられないのだ。

語ることが有益か有害かは、聞く側の反応次第

裏切りの経験を語るときに、他者の反応は重大な意味を持つ。トラウマ経験者が虐待を打ち明けるとき、肯定的な反応が有用であり治療となることは、なんら驚きではない。肯定的反応は、被害者の内に秘めた力の成長や、評価され気にかけてもらえたという感情につながる。一方で、打ち明け話に否定的反応を示すと、被害者に著しい害を与える可能性がきわめて高いことが、研究で明らかになっている。(註12) 否定的反応には、被害者に対する非難や疑念、あるいは無関心

を示す態度などがある。シカゴにあるイリノイ大学の犯罪学・法学・正義学部のサラ・ウルマン教授は、成人のレイプ被害者について研究し、打ち明け話に対する否定的反応が被害者に深刻なダメージを与えることがあり、ときには明らかにレイプそのものより有害であることを示した。(註13)

退役軍人ボストン・ヘルスケアシステム、アメリカ国立PTSDセンターの心理学者であるブライアン・マルクスは、否定的反応に潜在する有害性について次のように記した。「この社会では、性的暴力の届け出は疑問視されることが多く、被害者は性的暴力を受けたことを非難される。それだけでなく、家族、友人、警察、法律の専門家、さらにはヘルスケアの専門家までが、虐待経験を軽視したり無視したりすることがよくある。残念ながら、この社会的状態が被害者にさらに恥辱や羞恥心をもたらし、被害経験をいっそう有害なものにしている」(註14)

つまり、打ち明け話に対する否定的反応は、すでに傷ついている人をさらにひどく傷つけるのである。打ち明けなければ苦境から脱け出せないのは明らかだが、打ち明け話に対する否定的反応はさらに悪い結果をもたらしうる。いわば危ない橋なのだ。

それでは、打ち明けても、取り立てて肯定的な反応も否定的な反応もない場合はどうなのだろう。何も打ち明けないよりもいいのか、それとも悪いのか。

興味深いことに、虐待経験者がトラウマを打ち明けて反応が得られない場合に、打ち明ける本人が何も反応のないことをはっきりと認識していれば、有益であることが研究により明らかにな

っている。（註15）

打ち明けても何の反応もないというのは、どのような場合だろう。たとえば、誰にも見せない日記の中で自分に向けて書く場合がそうだ。トラウマに関する研究に参加する場合もまた、打ち明け話への反応は生じない。トラウマの研究では、参加者に事態を打ち明けるように求めることがよくあるが、基本的に打ち明け話に対して反応は示さない。というのも、どのような反応も示す余地がないように研究の手順が組まれているからだ。そして、このようにあらかじめ予測がつくことが重要な意味を持つ。打ち明けるときに何らかの反応を期待していれば、反応がまったくないとき、それは当人にとっては実質的に否定的反応に感じられてしまうからだ。たとえば裏切りのトラウマを打ち明けて、相手が石のように無表情なら、これは否定的反応だ。だが反応を期待しない状況で打ち明けるなら、話はずいぶん違ってくる。たとえば、調査の参加者がそれぞれ自分のトラウマ経験についての作文を書き、それを封筒に入れ、密閉した箱の投入口から入れるとする。参加者が作文に誰が書いたものかわかるような印をつけず、さらに返答はすべて匿名扱いだと告げられていれば、参加者は誰からも反応は得られないという前提で打ち明け、反応はもとより期待しないだろう。これは一般的に、何も打ち明けないより有益であることが、データで明らかになっている。実は、この作文を書く課題はここ数年広く研究されている。テキサス大学のジェームズ・ペネベイカーが開発した「筆記表現法」を使用した多数の研究で、参加者の身体や心の健康が向上したことがわかっている。（註16）これは心理学にとっては興味深い発見であり、トラウマ研究者にとっては朗報だ。

筆記表現法はたいていの場合、心が動揺したひとつの出来事について三〜四回にわたり作文してもらい、これをあまり感情的でない話題についての作文と比較した結果から、心の健康と身体の健康を測定する。ほとんどの条件下で、心が動揺した出来事を思いつくまま書く参加者には身体的健康と心の健康の向上が見られる。筆記表現法を使った、よく引き合いに出される研究に、レイオフになって間もない中年の技術者グループを対象にペネベイカーが行ったものがある。(註17) 無作為に選んだ半数の技術者には、職を失った気持ちについて思いつくままに書く課題を、残りの半数には新しい職を探す計画について書く課題を出した。そしてその後、彼らが新しい仕事を見つけられたかを調査した。するとレイオフされたことやそれに対する自分の気持ちについて書いた技術者の方が、より現実的と思われるテーマについて書いた技術者よりも新しい仕事を見つけた人が多かった。

この驚くべき結果は、打ち明けることそのものが人によい影響をもたらしうると示す明らかな証拠である。注目したいのは、この研究では技術者が打ち明けたことに対して特にフィードバックはなく、したがって傷つくような否定的反応がなかった点だ。それどころか技術者は打ち明けることで否定的経験が整理され、精神状態が健全になり、そのおかげで雇用主になるかもしれない相手に好印象を与えられて、新しい仕事を得る可能性が高くなったのだろう。否定的反応がない限り、打ち明けることそのものに、何かきわめて有益な作用がありそうだ。

この研究全体が、打ち明ける人の置かれた社会的状況が、打ち明けるプロセスそのものに影響を与えることを示唆している。これに関連して、打ち明けることは一回で完結するのではなく、他者の反応が大きく関わるプロセスの一部である場合が多い。普通、人は一度に打ち明けてしまうのではなく、ある期間にわたり、相手の反応を見てさらにどれだけ話すかを判断しながら打ち明けていく。

メリッサ・フォイネスとジェニファー・フレイドは、打ち明け話の様子をリアルタイムで観察した。（註18）一般に、打ち明け話に関する研究のほとんどは回想的方法を使用し、過去にどのように打ち明けたかや、そのときの他者の反応について参加者に質問するが、この研究では参加者に友人とふたりで参加してもらい、友人にまだ話していない非常につらい出来事を打ち明けるように指示をした。実際に打ち明け話をする様子を録画し、ビデオテープをコード化して、打ち明けるという状況で何が起きたかを調べた。また打ち明けることでどのような影響が生じたかを見るため、打ち明ける前と後にアンケートを実施した。各組の友人の「打ち明ける人」と「聞く人」の分担は任意で行った。

この研究で、裏切りレベルの高いトラウマ経験ほど、（過去に）打ち明けたとき否定的反応を招いたことが多いとわかった。またこれはさほど驚きではないが、聞く人の姿勢から肯定・否定の反応が予測できることもわかった。体を後ろにそらしていると、打ち明け話に否定的反応を示すことが多かったのだ。何より興味深かったのは、打ち明け話をさえぎる回数から肯定的反応をかなり予想できることで、肯定的反応をいちばん期待できるのは、さえぎる頻度が中程度の場合だった。

この研究から、私たちはトラウマ経験を打ち明けられた際にうまく聞くための資料を作成した。

第一に、熱心に聞いていると態度で示すことが大切である。

一、不適切な表情をしない（相手が悲しいことを打ち明けているときに笑う、目をぐるりと回す、どのように対処したかを聞きながら眉をつりあげるなど）。また体を動かしすぎない（度を越えてもじもじする、携帯電話をいじるなど）。

二、集中して聞いている姿勢（前かがみになる、あるいは体を真っ直ぐにする）をとり、しっかり聞いていると態度で（うなずいて）伝える。

三、ずっと目を見つめたり、にらみつけたりするのではなく、適度に目を合わせる（つまり、短く三～六秒間、相手を真っ直ぐ見てから少し目をそらし、再び目を合わせる）。

第二に、相手が話を続けるように励ます言葉をかけることが大切である。

一、話題を変えたり、話題と無関係な質問をしたりしない。このような行為は、あなたの不安を減らし、また相手の気持ちを楽にするように思えるかもしれないが、逆の効果を生むことが多い。

二、沈黙を受け入れ、「そうだね」とか「なるほど」など相手に自信を与える言葉をときどき使い、耳を傾けていることを伝える。

三、語られている感情を明瞭に、具体的な名称で、そのまま相手に返す。打ち明け話をしている人の立場から全体の状況を眺めることも役立つだろう（たとえば、「うわぁ、怖かったですね」「それは本当に悲しかったですね」「それは頭にきますよね」など）。

四、話がよく理解できなければ質問し、そのときにはひと言で答えられない質問をするように心がける（「怖かったたですか」とか「そんなにひどくなかったということですか」ではなく、「それについて、もう少し話してくれませんか」「どう感じましたか」、「――というのは、どういう意味ですか」のように質問する）。

第三に、支持する気持ちが表れるような言葉の使い方をすることが大切である。

一、経験を軽視するような形で安心させてはいけない（「それはずいぶん前に起きたことだから、前に進むようにするといいだろう」「それについて考え続けてもエネルギーの無駄だ」「怖がっては駄目だ」など）。

二、相手の反応や決定に、判断や評価を下してはいけない（「そうではなくて、――できませんでしたか／言えませんでしたか」「それはもう心配しなくていいように思いますが」「――する方がいいですよ」「――してはどうですか」など）。

三、その人の感情を心から認める（「もし私の身に起きたら、やはりすごく苦しむでしょう」「その経験を考えれば、あなたが――と感じる／言う／するのも当然です」「そういう経験をした人の多くが、同じように思うでしょう」など）。

四、その人の強さを指摘する（「驚きました、どんなに勇気が必要だったことでしょう」「すべてを大局的にとらえるとは、すばらしいことをやってのけましたね」「あなたの強さには感心します」「あなたがこれにどう対処したかには感心しました」など）。

五、自分ではなく相手の経験に焦点を合わせ、助言は求められたときだけすること。

追跡研究で（研究発表でときどき起きることだが、この研究は最初の研究よりも先に公表された）、メリッサ・フォイネスとジェニファー・フレイドはこの聞き方のコツを実際に使用し、聞く人のスキルアップに役に立つかどうかを確認した。（註19）再びふたり一組の友人が研究所に集められ、打ち明ける人と聞く人の分担が任意で行われた。最初の研究のときと同じく、打ち明ける人にその友人には話していないとてもつらい出来事を語るように指示をした。一回目の打ち明け話が終わると、参加者を無作為に分けて、聞き方のコツか健全な生活のコツをそれぞれに伝えた。そして二回目の打ち明け話を行った。打ち明ける人は、打ち明け話がどのくらい上手く進んだかを、自己の観点から評価した。さらに、実験条件を知らない研究助手が、すべての打ち明け話のビデオテープをコード化して評価した。その結果、聞き方のコツの方が聞く人の態度を向上させ、打ち明ける人も熱心に聞いてもらっていると感じていたことが明らかになった。この予備研究は、聞くスキルは教えることが可能だと示唆している。

作家のジェームズ・カースはこれを次のように見事に言い表している。

「創造的な聞き手とは、あらかじめ言いたいと思っていたことを言わせてくれるだけの人ではなく、聞くことで私が絶対に言えなかったことを実際に言えるようにしてくれ、それによってそれまでとまったく違う新しい人間に、このように聞いてもらうまではありえなかった人間にしてくれる、そういう人のことだ」(註20)

本章では、トラウマを打ち明けなければ治療や予防の妨げになる一方で、打ち明けない方が一般的であることについて述べた。打ち明けない理由には、明示的なもの(非難されることへの恐れなど)と、潜在的なもの(特に、加害者との関係を守りたいという、多くの場合無意識の必要性)の両方がある。また打ち明けることは、社会的反応次第で、肯定的結果にも否定的結果にも転じうる。打ち明け話への否定的反応は、それ自体が重大な裏切りとなることが多く、ときには裏切りトラウマとなるほど深刻な害を与える場合もある。さらに、打ち明けるプロセスには、内的なものと外的なものがある。最後に、人はさらにじょうずに聞けるようになることが可能で、これは治療につながりうる。

本章で述べたことの多くは可能な限り実証的研究に基づいているが、まだまだ研究すべきことは多い。たとえば、打ち明け話をするうえでの心理作用と打ち明け話に対する反応の調査、聞き手の最善の反応とはどういうものか、そしてその最善の反応を教育する最良の方法などについてだ。話せないことを安全に話せるようにする方法をさらに模索し続け、それにより治療や予防を促進していく必要がある。

すでに述べたように、打ち明けることは重要だが、また危険の一要因ともなりうる。しかし真の回復のためには、裏切られた経験を認識して苦しみに向き合うだけでなく、経験を語る必要もまたある。危険はあるが、そうすることが最終的には回復につながるのだ。次章では、その理由と方法について述べよう。

第一一章

知ることの治癒力

裏切りは人の常だ。人がいれば裏切りがあり、避けようがない。人は誰でも人生で裏切りに遭遇する――人は裏切り、裏切られる。本書でこれまで述べてきたように、ありとあらゆる種類の裏切りがあり、裏切りにどう目をつぶるかもさまざまだ。弱い立場にあって、自分が裏切られたと認識したり、裏切られた経験を語ったり、アイデンティティーを主張したりできない人は、裏切りに目をつぶる可能性がとりわけ高い。目をつぶれば、自分の人生は何かがおかしいと思いながら、それを認識できなくなる。力やアイデンティティーを失う。何事につけてもなかなか信頼できなくなり、あるいは信頼すべきでない人を信頼しがちになってしまう。

そしてどんどん自分を恥じるようになる。なぜなら、裏切られるのは、「おまえは気にかける価値がない」と言われているのも同じであり、自分もそう思い込むようになるからだ。沈黙と孤独に逃げ込み、ある程度の社会的交流はしても親密になるリスクは冒さない。自分の恥を隠さなくてはいけないからだ。

裏切り行為と裏切りに目をつぶる現象が蔓延する世の中は、信頼するに足る社会ではない。社会組織が信頼できなければ、人々は孤立し、病的な猜疑心を持った利益集団が生まれることになる。彼らには根本的な何かが、人と人をつなぐネットワークが欠けている。健全であれば、そのネットワークが社会をつなぎ、個人をつなぐ。ネットワークが壊れると、人は自分さえも信頼せず孤独に逃げ込むから、ますます心の通った関係は廃れていく。そして破滅に至る。

前章では、裏切りを知ることや語ることのリスクを述べた。本章と次章では、裏切りを知ることや語ることが、被害者を癒し生きていく力を高めるだけでなく、文化や世界の回復のためにもきわめて重要である理由について述べる。

力、信頼、裏切り

第九章に登場したベスを、もう一度思い出してほしい。ベスは裏切りの体験を語る言葉を探してもがいている自分のことを理解できなかった、あるいは理解できなかったセラピストのもとを、最終的に去ることができた。

ベスはこう語った。「ある夏の日、頭から毛布をかぶって座っていると、セラピストが私に『すべて圧縮してしまえばそれでいいのですよ』と言う声が聞こえた。すると私の体がそれまで感じたことのない反応をしたの。胃の中で小さな火花が生じ、それがだんだん強くなりながら上がってきて、口から飛び出した。『もう、こんなことたくさんよ！』。私の声は、それまで聞いたことがないくらい力強かった。毛布が滑り落ち、私は立ち上がった。日の光の中へと歩み出し、二度と振り返らなかった」

ベスはセラピストやメンタルヘルス施設に多額の投資をした。セラピストが助けてくれる、心から彼女のためを思ってくれていると信じ、そのためならと自分を支配する力を与え、それが不運なことに彼女を傷つけることにもなった。しかし頭からかぶっていた毛布が滑り落ちたとき、ベスはある個人的な力を見つけたのだった。

このような個人的な力――アイデンティティーと物語と意図の力――を持つ人は少ない。虐待された子どもにこの力はなく、裏切りのトラウマを経験した女性の多くも、この力を持たない。なぜなら、この力は親や他者との親密な信頼で結ばれた関係から生まれるものだからだ。裏切られた人は自分の経験を語れず、堅固なアイデンティティーを持てず、ただ恥じるばかりで、しだいに孤立していく。

ロバートは子ども時代、ストレスがきわめて強い状態にあった家庭のひとりっ子で、自分の体験を話す力がなかった。父親はアルコール依存症で、母親は慢性のうつ状態だった。小学生のとき、ある日授業の途中で家に帰されたが、それは母親が自殺未遂をしたからだった。父親は家の恥になるからと医者も呼ばなかった。ロバートは母親が助かるのか死ぬのかわからないまま、何時間もそばに座っていた。母親は、そのときは一命を取り留めたが、ロバートが高校生のとき、ついに自ら命を絶った。ロバートには誰も頼れる人はいなかった。母親が死んだことで父親から責められ、自分は価値がなく、愚かで、周りの誰にとっても厄介な存在でしかないと信じて成長した。

数年後、薬物乱用に陥ったロバートは、自身も深刻な自殺未遂を起こし、初めて牧師に心を開くようになった。軽蔑され、あざけられ、さらなる非難を受けるのではと恐れていたロバートだったが、幸いそうはならなかった。罪の意識や自分が何の価値もない存在であることを打ち明けた後で、もしそのような反応が待っていたら、きっと破滅していただろう。恥辱に恥辱が重なり、永遠に沈黙の淵《ふち》に沈んでいたに違いない。彼が告白した牧師は、批評も軽蔑もせずに打ち明け話を聞ける人だった。そうやって自分のことを話しながら、ロバートはしだいに自分の人生を別の角度から見られるようになっていった。母親を自殺に追いやり、父親を失望させた価値のない子どもとしてではなく、当然の養育すら受けたことがなく、自分なりに最善を尽くして生きていくしかなかった子どもとして、自分を見るようになったのだ。

ロバートはしだいに話を聞いてくれる牧師のことだけでなく、自分自身のことも信頼できるようになっていった。自殺未遂や薬物乱用などの「頭がおかしい」ように思えた自らの行為が、人生で受けた裏切りを認識しないためであり、裏切りの苦しみを回避しようとしていたのだということも、わかるようになってきた。最初は牧師の、それから増えていった友人からの支援を得て、ロバートはますます裏切りに面と向かえるようになり、人生が劇的に変わった。自分を信頼するようになると、他者も信頼できるようになった。いや、その逆だっただろうか。たぶん他者を信頼できたことが、自分を信頼するのに役立ったのだ。ロバートにも、どちらなのかわからないだろう。ただ、自分の経験を語ったおかげで、生きるための力と信頼を得たということだけは、はっきりとわかっていた。

こうしてロバートは新たに自分や他者を信頼するようになり、自分の力――自分の経験を語る力、他者からされたことに対して自分の感情や反応を主張する力、恥辱という強い戒めから自分を解き放つ力――を手にすることができた。打ち明けることがもたらす治癒力によって、初めて得られた大きな成果だった。

打ち明けることで得られる回復効果

第三章に登場した、ロシアの強制収容所の生存者であるルーマニア人ジャック・サンダレスクは、自分の過酷な経験を世の中の人に知ってもらいたいと願っていた。（註1）そして苦難を生き延びた体験や、自分や世界を救う手段としての希望についての感動的な話をつづった。サンダレスクの妻は、何年も後にドンバスに戻って生き残った他の人たちと会ったことが、彼のトラウマの治療にどのように役立ったかを詳しく語ってくれた。

だが、真の奇跡が起きたのは、ドンバスから戻った後だった。サンダレスクはオレゴン州スプリングフィールドに住む一三歳の少年、ジョシュ・オーバートンからメールを受け取った。スプリングフィールドでは、少し前に起きた学校銃撃事件が人々の心に傷を残していた。メールには、退職間近の教師スティーブ・ヘスのために、サンダレスクの著書の新品を贈りたいと書かれていた。ヘス先生はこの本を二八年間授業で生徒に読み聞かせ、今ではページがバラバラになりかけているのだという。ジョシュはサンダレスクの物語に心から感動して、落第点ばかりだった生徒から、優秀な成績を取り学校のことを思いやる生徒に変わったのだった。

サンダレスクの妻アニー・ゴットリーブは、ジョシュと教師に連絡を取ったことが、ドンバスへの再訪と同じくらい夫を変えたと語った。〈オープラ・マガジン〉誌のインタビューで、アニーは次のように話した。「ようやく夫は自分の声が届いたことを知りました。スティーブ・ヘスが夫に、『子どもに読んで聞かせたなかで、この本がいちばん気がありましたよ』と言ったのです。そのとき私は気づきました。遺伝子よりも、彼の物語こそが彼そのもので、誰かに伝える必要があるのだと。夫はとても子どもを欲しがっていましたが、それはなにも身体的な意味での子どもでなくてもよかった。彼の物語の子どもが生まれていたのです」(註2)

サンダレスクは自分の経験を聞いて〔読んで〕もらえただけでなく、その物語に他人の人生を変え、真の回復をもたらす力まであることを知ったのだった。

経験を語る行為に治癒の力があり回復をもたらすことは、キャシー、ベス、レベッカの場合にも見られる。彼女たちもまた、自分の物語が受け止められたことを喜び、打ち明けたことと丁寧に聞いてもらえたことが、どれほど心を癒したかを語っている。真実を話し、それを聞いてもらうことで、治癒の効果は生じる。

ジェームズ・カースは次のように述べた。

他者に話をするとき、話の内容がなんであっても、人はいつも「聞いてください。お願いだから聞いてください」と強く求めている。人生はまさに、聞いてもらえるかどうかにかかっている。ただ単に話のなかで述べているひとつの事柄ではなく、話全体として聞いてもらえるかどうか。聞いてもらってこその話である。誰も聞かなければ本当に話していることにはならない。話ができなければ、しだいに話したいことも減り、だから聞くことも求めなくなり、人間の知性という明かりはしだいに暗くなる。（註3）

ベスの話に戻ろう。

「最初のセラピストとメンタルヘルス施設から三年間にわたって受けた傷を回復するのには、一二年近くかかったわ。私にとって幸運だったのは、薬物療法も定説の療法も好まない、ちょっと型破りなセラピストに出会えたこと。恐怖心にかられた反応をしたりしない人だった。実のところ、その正反対よ。セラピーを始めたばかりのころに、一度自傷行為をしたことがあったのだけど、そのときは私の顔の切り傷を見て、『うわぁ、とても痛そう』って、思いやりのある反応をしたわ。私は彼女の目をじっと見つめ、自分の顔に触って、心の中で（ええ、本当に痛かった）と思った。それからもう自傷はしなくなった。

彼女は私の岩で、私の心の反響板だった。前のセラピストが私にしたことのいくつかに激怒して、それですごく心が癒されて、自分が正しかったのだと力づけられたわ。彼女が作り出した安全な空間で、私は手探りし、爆発し、とうとう自由になることができた。彼女がいてくれてよかったと今は心から感謝しているわ。最初の数年はきつかった。元に戻さないといけないことがたくさんあって――それにまだ全然信頼していなかったし――でも忍耐強く、岩のようにどっしりしていてくれたから、何があっても私のためにそこにいてくれるつもりなのだとはっきり信じることができたの。そして、そうしてくれた。私にペタッとラベルを貼るのでもなく、薬物療法や入院を勧めるのでもなく、私との関係を築いて治療を進めてくれたわ。まさに彼女の存在そのものので――私に先を歩かせて、どこへ向かっているかを私が自覚していると信頼し、そして私が道を逸れたら自発的に戻る余地をとっておく――そんな意志の力で治療を進めたの。

この女性に一二年近くセラピーを受けた最後のころ、ある日ふと私の人生に彼女がいるのがごくあたり前だと思っていることに気づいたわ。私が成長するのを助けてくれて、いつも変わりなくそばにいてくれた。もう診てもらわなくなってからも、その存在、我慢強さ、静かな愛情が、私の奥深くに根を下ろしているのを感じる。自分は健全なのだと知って人生を歩み続ける私に、今も力と勇気を与えてくれるの」

ベスは裏切りを打ち明け、再び人を信頼するようになって完全に回復し、自分が健全だとしっかり理解している。それには、再び信頼し始めることのできた人間関係と、自分の経験を認識して語るリスクを冒す勇気が必要だった。それから感情や裏切りを「探り、爆発し、とうとう自由になる」場所も。そうしてベスは力を取り戻し、昔受けた治療法に憤慨することができたのだった。「回復するのに何年もかかったわ。でも率直に言って、振り返ってみても、最初のセラピストや施設が判断したように、自分が『病気』だとも『頭がおかしい』とも私は思っていなかった……。自傷をしたのは、裏切りについて聞いてもらえず、話すこともできなかったから。セラピストのところへ行ったのは、フラッシュバックのことを理解してもらおうとしたからよ。心の奥底で、もうフラッシュバックのことを心の中にしまっておかず打ち明けなくちゃいけないとわかっていた……。なのに、どんなに病んでいるか——自分が自分にとってどんなに危険か——を繰り返し聞かされた。薬物療法で脳がまともに働かないほどたくさんの薬を与えられ、そのうえ支援システムから切り離されてしまうと、誰だって異常な行動をとるようになるわよ。私は少しの間自分でなくなっていたわ」

裏切りの被害者は、他者からあれこれ意見を言われたうえで治療され、混乱し、自分を見失ってしまうことがある。だがベスのように、自分や他者を再び信じられる道を見つけることはできる。先の章に登場したレベッカは、他者を信じる難しさをこう語った。「人と付き合ってみてはいるわ。いくらか信頼している人も何人かいるのよ。実のところ三人、それからいちばん新しいセラピストもね、この人は心から信頼している。だけど、幼いころからひどく失望してきたから、なかなか自信を持てなくて。それに、今は生まれて初めて、自分が自分でいられる穏やかな生活を送っているから、人に台無しにされたくない。ある程度人に左右されずに自分でやっていかなくてはと思うの。だって人生の大半を自由にできないまま過ごしてきたから。というか、思うままにしたいとすら思っていなかった」

ここに虐待を打ち明けたベスとの違いがある。「自分の虐待経験を語ることができ、何をしろとかどういうふうにしろとか言わずに、ただ耳を傾けてくれ、ただ私のためにそこにいてくれる。そして信じてもらえること。それが何より重要なのよ。だって人生の大半を人に信じられていないと思って過ごしたから……。今はもう心の傷はだいぶ癒えたから、次は体の調子をできる限り取り戻して生きていきたいわね。私自身のいい人生を手に入れるために、ずいぶん進歩を遂げたわ。六〇年以上も苦しんだのだから、これからの三〇年は喜びと安らぎと創造性に満ちた人生を楽しみたいわね」

キャシーの物語——安全と希望の重要性

キャシーは四〇代になってようやく真実を話すことができた。第九章にあるとおり、キャシーは恐ろしい子ども時代を生き延びようともがき、深刻な解離が生じたのだった。今度は、彼女にとっての安全、信頼、希望について語る。彼女にはまず何よりも安全だと感じられる環境が必要で、それがセラピスト（キャロルと呼ぶことにする）の診察室だった。

「とにかく安全な場所を探していたわ。キャロルに会いにいき、初めてその安全な場所を見つけたのは、ふたり目の子どもができてからだった。彼女のオフィスが最初の安全な場所だったの。キャロルは初めて安全を感じた人だった」

私たちは尋ねた。「どうして安全だったのですか」

「どうして……キャロルはただ座っていて、ベラベラしゃべったりしなかった。そう、私が診察室に入っていくと、誠実に私と向き合い、決めつけたりしなかった。そしてそうだったわ、私は本当に生意気だったから、今思うととても申し訳なくて。問い詰めたのよ、『私を治療できるとどうしてわかるのよ？　どうして私みたいなクライエントを治療できると思うわけ？』って。キャロルはじっと座って聞いていた。私の怒りや敵意を、鼻持ちならない子どもだった私を受け流して、決して私のことをどうこう言わなかった――もし何らかの形で決めつけていたとしても、一度もそのそぶりを見せたことはなかったわ。キャロルはね、私が吐き散らした暴言のことを冗談にしながら、私に箱をくれたのよ。箱の中に吐き出せるようにって。そして、それをそのままにさせてくれた。絶対に、『さあ、散らかしたものを掃除して、ちゃんとしましょう、ほらこんなふうに。何の話をしているの？　こうでなくてはね、ああしなくてはね』とは言わなかった。ただそこに座って私を見ていたわ。その表情からキャロルが親身になってくれているのがわかった。彼女は安全に状況を理解するできる場所を与えてくれたのよ」

キャシーはここまで話すと、口をつぐんで考え込んだ。そして長い沈黙の後、とても重要なことを口にした。「まったく、何年もセラピーを受けてきたわ。そして、今は家に戻った子どものよう。（ちょっと待って、これはどうなってるの？　あれはどう？　嘘でしょうと）いう気分だった。すばらしかったわ。子どものときに裏切られると、安全な場所とは何かがわからず、そういう場所が存在するのも知らない――安全な場所という概念がないわけ。まったくね。それからようやく場所が見つかった。そこは安全なだけじゃなく、お話ししたように、いろいろなことを整理し、解決することができるところだった。嫌な気持ちも、そこに置いていけたから、本当にたくさんのことを忘れられて、ありがたいことに、私はドアの外へ歩き出すことができるようになった。ふたりの子どもを抱えながらも、どうにか離婚することができて、ただの二二歳の母親になれたわ。でも、対処しなくてはならないことがたくさんあった。とっても大変だったわ。そうして信頼の問題にも取り組むことができるようになった。『成長したら、いったいどんな人になりたいか』という問題にもね。だってそのころには私の子どもも大きくなっているから。それが最大の収穫だったわ。安全、それが始まりだった。安全に問題を検討できる場所があれば、他のことは何だって対処できる。そうよ、ただそれだけのこと」

キャシーにはまず安全になる必要があった。それが満たされて初めて過去の虐待や裏切りに立ち向かうことができた。そしてあの「箱」が、キャシーが「闇」と表現した心が病んでいた過去の精神的混乱（自由落下と見当識の喪失）をうまく切り抜けるのに役立った。そうして時間をかけて自分の反応を信じられるようになり、周囲の大人に頼らなくなった。

キャシーの言葉に耳を傾けよう。「まるで暗闇で生きているみたいだった――。どこかに光があるはずで、見つかったら、それは信頼や安全な誰かや、安全な場所が見つかるということだから、どうしても見つけたくなって、そうすると、（わっ、これは虐待だ）と最初に感じたときに戻る。その時点へと時を飛んで遡り、そして（私は正しかった。これは虐待だわ。これは虐待で、私は正しかったのよ。私は大丈夫）と思う。そこからうまく進めるようになり始める。（このことでも私は正しかった。そして、このことでも正しかった。それに、このことでも正しかった）とね。そして自信を持つようになり、それから希望が生まれるの」

ここで、キャシーは回復のふたつ目の要素――希望――を挙げた。

キャシーにとって、そしてレベッカやベスや他の人にとっても、信頼は、他者や自分との新しいつながりを築き始めるのに役立ったのかもしれない。

「あなたは自信を持てるようになったのですか」

「少しね、ほんの少しだけ」とキャシーは答えた。「だって脳についてあれこれ聞かされたことをまだ信じているから。でも小さな自信のおかげで、希望の種を感じられるようになった。希望の種は育つわ。だから、それがたしかに存在する証拠を探し始めるのだけど、闇の中にいる年月がどんなに長くても持っているロウソクは一本きりだから、とても居心地が悪くて、苦しくて、すごく怖い。だから、小さな光を消して闇に戻る方がずっと楽なわけ。だって（ああ、ここは気楽だし、よく知っている）と思うから。そしていろいろと愚かなまねをする。同じことの繰り返し。だけど証拠を探すことは希望を与えてくれるし、二歳だった私が、これは嫌な感じがするとわかっていたと確認できる――それは、ずっと自分のなかにあるの。たとえ何度も繰り返し心地よい闇に戻り、苦しみから隠れ、肩の力を抜いて努力をやめても、いつもあの光がともっているのよ。

そしてあの恩恵、キャロルから受けたあのすばらしい恩恵は、私の人生で何よりも価値のある贈り物だったわ――あんなに素晴らしいものを与えてもらったら、裏切るなんてできない。だから私は自分を裏切り続けるなんてできない。つまり……なるようになるのよ。そして終わる。やがては出ていける、やがては離れられるわ。二〇年間の結婚生活だろうと、虐待する父親だろうと、誰からであろうとそこから立ち去っていける。そしてね、私の教訓は、自分の声に耳を傾け始める気はあるか、ということ。そしてあの光を大切にする気はあるのか。それとも自分を裏切り続けるつもりなのか――。だって、それがいつも同じことを繰り返してしまうとき、してきたことだったから」

キャシーは裏切りを受け、世間の偏った声を浴びながら、真剣に自分を探していた。

「人は自分を裏切るように教え込まれる。そうやって人はめちゃめちゃにされる。私が八歳のとき、母が死んだわ。母から無事に逃れられた。すんなりとね、だけど母から自分を裏切り続ける方法はしっかりと教え込まれていた。それで、『誰の言うことに耳を傾けるか』っていう大問題が生じるの。だって頭の中の声や、世間やテレビやなんか、それに家族や教会の声を信じる方がずっと楽だから。みんなは、たとえ善意からだとしても、それが安全だと思いたがっていて、たぶんみんなにとっては安全なのよ。でもね、それを受け入れたら、もう何も疑いなく信じることはできなくなる。そして判断や混乱が入り込んでくる。だからあの光に、あのちっぽけな光にすがりついて、必死になってもっと探し続けるの」

そしてキャシーの希望は大きくなりだした。「希望。希望なの。（もう少しこれがあるかもしれない。わぁ、こういう人をひとり見つけたのだから、もっといるのかもしれない）。あんまり期待しすぎちゃ駄目……ちゃんと見たわけじゃないんだから、と思う。それでも希望は育つ。ちょっぴり希望を与えてくれる誰か他の人を見つければ、希望は育まれる。本当にひ弱で、とても壊れやすいものだけど。だって台無しにしてしまうかもしれない要素が他にたくさんあって、人の心はそれらに捕らわれてしまいやすいから。だけど実は、すごく深いところに隠されているから、希望はとても強いものなのよ」

安全と希望は回復のために欠かせない要素だ。そして回復は、ようやく人が自分の経験を語り、自分のアイデンティティーを主張し、自分の感情を口にできるようになって初めてもたらされる。この自我という贈り物には力がある。見てきたとおり、ベス、レベッカ、そしてキャシーは自分の経験を語ることで回復した。

認識と育児

打ち明けること、そしてその後に起こりうる回復によって、自分のためだけでなく、他者との関係のための空間もまた生み出されることがある。キャシーは子どものときに何年間も裏切られてからセラピーを受けたが、そのときにはすでにふたりの幼い子どもがいた。私たちは、虐待と裏切りの認識が子育てにどう影響したかを尋ねた。以下は、その返答の一部だ。

「それは重要な質問ね――そして答えるのがとても難しいわ。私はすごく若いときに子どもを産んだのよ。いつも冗談を言ってふざけていた。だって若すぎて分別がなかったから。でも子どもが天の恵みだと知っていた。これがまともに生きてみるチャンスだともわかっていたわ。そう、すばらしい、願ってもない機会が訪れたのよ。だってジョージ［彼女の最初の息子］の父親に出会って妊娠したとき、私は薬物中毒の娼婦だったから……。とにかく違う生き方をしなくちゃいけないとわかっていたけど、頭に浮かんだのは（そう、両親は頭がおかしいし、おかげで私はめちゃめちゃになって、きょうだいもみんなひどい親になった。でも私は同じようになるつもりはない。あの人たちがしたことすべての、正反対のことをするわ）ということだけ。本当よ。両親が、あの人たちなりの変わった意味で、私を愛しているということはわかっているけど、でもそれは愛じゃない、本当の愛じゃないわ。そして私には、この非の打ちどころもなく純粋で穢《けが》れのない

――純真無垢な――光がある。何よりすばらしい、美しいものだったわ。ジョージは今だって私の人生で何よりもすばらしい、美しい存在よ。それにこれは、子どもを虐待する人への挑戦なの。失望する気持ちは理解できる――私だって、ふたりの子どもに時折失望した経験はある――そして、怒りや自分を見失う経験もね。だけどいつだって、もっとちゃんとやろうとしている。虐待を受けたと認めてからは、どんなことであれ絶対に両親よりちゃんとやってきたわ」

「虐待を認めてからは、私は両親よりもちゃんとやった」。このキャシーの言葉には、実証的研究による裏づけもある。親が自分の子ども時代についてどう語るかが、幼児の安全に強く関連することが明らかになっている。(註4) ここで気をつけたいのは、幼児の安全に必要なのは、母親の子ども時代が幸せであることではなく、母親が子ども時代について情感豊かに語れるかということだ。人生で裏切りに直面した経験のない人は、子ども時代について聞かれると、「べつに」とか「楽しかった」など、あっさりした返事で話を片づけることが多いが、その言葉は返事に感情がこもっていないのとは違う。それに対して、裏切りを経験しながら向き合わなかった人が、子ども時代について話すと多くの矛盾があったり一貫性がなかったりし、あるいは覚えていないと答えるだろう。逆に、裏切りを経験してそれに向き合った人は、自分の子ども時代のことを明快に、感情を込めて語る。このような母親に育てられた子どもは安全である可能性が高い。

自分の受けた虐待について知ることや対処することの重要性について、もっと詳しく語るように求めると、キャシーはうなずいて言葉を継いだ。

「そうよ、これは虐待だった、つまりは裏切りだったと、私は一つひとつ理解する必要があったわ。経験を整頓して……その後は封じ込める方法を見つけなくてはいけなかった。ジョージからそれらを遠ざけて、清らかさを守るためにね。知るという精神的な光を扱うのと同じことよ。容れ物を作って、その周りに防護壁を築いて初めて、それから何であるかを知ったり、理解したり、放っておいたりすることができる……。ジョージは私の中にある光から生まれたという気持ちがあって、だから虐待のことは封じ込めなくちゃいけないとわかっていたけれど、閉じ込められなかった。それで、すっかりばらばらにして、入れたままにしてあるわ」

キャシーにとって、自分の虐待について知ることは必要不可欠だった。

「別の方法はわからない。他に方法を知らないのよ。難しかったわ。だけど、そのおかげで可能性の扉がすべて開いた。そして親なら、それをしなくてはいけない。やらなくちゃいけないの。でないと、ただ虐待を繰り返してしまうことになる。そういう決意は馬鹿にならないわ。決意は最大限に生かせる――決意とそして穢れのない心ね――。

そうはいっても、父親が一〇歳の子どもにいつも大好きだと言いながら、その子とセックスしていれば、子どもはそれが愛情だと思い、結局は駄目になってしまう。そしてその子は、たぶん虐待のサイクルをそのままなぞりはしないでしょうけど、何らかの形で自分の子どもを虐待することになるのよ」

トラウマを引き起こした過去に向き合い、折り合いをつけて、キャシーはふたりのすばらしい息子を育てることができた。ふたりは母親の経験を知っているが、それに向き合った強い母親を尊敬している。

第一二章

語ることの治癒力

キャシーが語ってくれたように、虐待を認め理解することから生まれる信頼と希望には治癒力がある。キャシーは裏切りと嘘に立ち向かって、初めて解離から一体化への道を見つけることができた。打ち明けること、そして誰かがその話に敬意を持って耳を傾けることは、まさしく回復の体験となる。

過去の裏切りを認識することは、個々人の回復の助けとなることが多いが、これは大集団についてもまたいえる。たとえば職場だ。これまでの章で、すでに組織的裏切りについては述べてきた。個人がこのような裏切りにあえて光を当てれば、報復という激しい衝撃波が生じる場合があるが、また一方で、環境が大幅に改善される場合もある。それまで不公平や給付金の未収のために自分の持つ能力をよくわからずにいた従業員が、ありのままの事実を知れば、組織全体の機能や福祉が向上するかもしれない。あるいは教師があえて不正を告発すれば、学区全体が身体に障害のある学生にもっと配慮するようになるかもしれない。

一九九八年、パメラ・セトルグッド博士はポートランド公立学校に体育の教師として仮採用された。障害を持つ生徒を学区内のさまざまな学校で教えるために、特に採用されたのだ。仕事に就いてまもなく、セトルグッド博士は障害を持つ生徒の待遇が気になった。彼らを教える適切な場所を見つけられないことがしょっちゅうで、安全な設備や教材がないこともよくあった。博士はこうした懸念を直属の上司に伝えたが、これまで誰からも苦情は来ていないと相手にされなかった。一年目の終わりに、博士はひとつ上の上司に手紙を書いた。(註1) その長い手紙には、「組織的差別、まずい管理、アクセス、利用機会、教授法、カリキュラム、公平と均等」といった言葉が並び、そして連邦法が「危機に瀕している」という博士の懸念が述べられていた。

「つまり、このような事柄から見えてくる教育形態は……この国ではあまりにもありふれている。アフリカ系アメリカ人である黒人がアメリカのスクールバスで後部座席に座ったのは、そう昔のことではない(とはいえポートランドでは、今なお多くの「分離平等政策」が横行している)」

結局、セトルグッド博士は「厄介だ」として解雇された。博士はポートランド公立学校を告訴し、オレゴン州の内部告発者保護法を引き合いに出した。陪審は博士の訴えを認め、多額の賠償金が裁定された。事件は上訴され、第九巡回区控訴裁判所に場を移したが、判決は支持された。

第九巡回区控訴裁判所が考慮した論点のひとつは、セトルグッド博士の行動が学校環境に及ぼした影響だった。裁判では、博士について次のような言及があった。

［博士の手紙は］どうすれば教師同士がさらに協力できるか、また身体に障害を持つ生徒の体育課程を改善できるかを、教師が話し合うきっかけとなった。博士は手紙に応えて開催された会合について詳細に語った。会合の記録には、さらに具体的に、博士の手紙が教師を結びつけ、持ち場や体育プログラムによい変化をもたらすのに役立ったこと、多くの教師が博士の考えに同意したことが記されている。また手紙で触れられていた「利用しやすさ」や「設備の必要」などの「多くの正当な問題」についても、博士は「実に『勇気』があり」、彼女の手紙は「我々教師が協力する助けとなるだろう、今や我々は『同じものを目指して』いる」といった記載もある。分別をわきまえた陪審なら、セトルグッド博士の手紙が破壊を招くのではなく、むしろ調和をもたらすとわかったはずだ。

セトルグッド博士が勇敢な行動を起こすまで、教区は身体に障害のある生徒を裏切り続けていた。このことは明らかに生徒に対する組織的裏切りであり、また教区はその裏切りに目をつぶっていたのだ。打ち明けることはリスクをともなったが（セトルグッド博士は学校を解雇された）、それによりきわめて前向きな結果がもたらされた。

社会的レベルの裏切りに立ち向かえば公正につながる

裏切りの認知は、社会的レベルでも起こりうる。裏切りを認知して初めて、行動が起こせる。ナチスのホロコーストを取り巻いた裏切りと裏切りに目をつぶる現象により、ドイツ文化は今日もなお回復の途上にあるほどの深い傷を負った。ホロコースト否定者がなおも人々に知ることから顔をそむけるよう声高に求めている時代にあって、ホロコースト博物館などの記念館は事実を語るものとして存在している。大虐殺であれ、児童虐待であれ、家庭内暴力であれ、裏切り行為によって荒廃した社会では、被害者が声を上げる手段を作り出す必要がある。そして人は証言しなくてはならない。

この点で、アパルトヘイト政権が崩壊した南アフリカ共和国で一九九五年に設立された真実和解委員会（Truth and Reconciliation Commission）には、誰にとっても学ぶべきところが大いにある。委員会の目的は過去五〇年間に国内で起きた残虐行為を証言することだった。委員会は、起こった裏切りを証言するだけでなく、人権侵害の調査も行い、被害者の尊厳回復に努め、リハビリテーションも計画した。関わったすべての人にとってつらい経験だった。この聞き取り調査の間に、多数の虐待や裏切りの経験が明らかになり、被害者は自らの経験を公の場で、虐待の加害者に対して語る機会を与えられた。引退した英国教会の大主教であるデズモンド・ツツは、そのときの経験を次のように記している。

私たちは人が互いにどれほど残虐になりうるかを聞いて衝撃を受け、嫌悪感がこみ上げてきた。人には苦しみという加虐的な楽しみを互いに与える能力がある。家族に愛する人の運命や居場所について推測させ続け、その場しのぎの対応をし、いい加減に警察署から警察署へ、病院へ、そして死体置き場へとたらい回しにし、あてのない恐ろしい追求をさせるという、なんとも念の入った残酷な仕打ちを行えるのだ。

ツツ大主教はまた、その過程は残酷だったが、得るものもあったと述べる。

だが別の、気高く力づけられる一面もある。人間の精神の回復力には強く感動した。打ちひしがれてしまって当然の人々が、激しい苦悩や残虐行為や脅しに屈しようとしない。自由という希望をあきらめようとしない。抑圧という人間性を奪うひどい不正よりも、もっといいもののために自分たちが生まれてきたことを知っている。脅されても目標を下げようとしない。人々の示す高潔さは実にすばらしく、苦しみや憎しみにかられたりはしない。自分たちの人格や権利を侵害した人に進んで会おうとする。寛容と和解の心を持って会おうとする。ただ真実を知ろうと、加害者を許すためだけに知ろうとする。私たちは感動して涙を流した。私たちは笑った。私たちは沈黙し、あの暗い過去に跳梁《ちょうりょう》した獣の目を見つめた。そして私たちはきびしい試練に打ち勝った。ようやく本当に過去の紛争を乗り越えることができたのだと実感しつつある。私たちは共通の人間性を持つのだと理解し、手をつなぐことができる。寛容な精神は、同じ寛容さに出会うときに満ち溢れるものだ。寛大さは告白と癒しを引き出し、国家の統一と和解に大きく貢献する。

真実和解委員会の活動の終わりにあたり、最終報告ではトラウマや裏切りトラウマについて余さず打ち明ける重要性が指摘された。（註2）

我々は今、過去が招いた結果に疲れを感じているが、過去を処理しなければいつまでも付きまとい、将来を脅かすことになるのは間違いない。我々は真実和解委員会の設立理由が、主として〔過去の残虐な行為を〕不適切な形で忘却してしまう危険性にあったことを思い出す必要がある。私たちは当時、前に進むためには過去を否定するのではなく、むしろ認識する必要があることを認めたのであり、そして今そのことを思い出さなくてはならない。委員会によって被害者であると判明した人々の苦しみを無視することは、きわめて残酷な行いとなる。つまるところ、これら被害者の証言こそが、他の人々が過去をどう見るかを垣間見る窓となり、そのおかげで我々は理想とする将来像を構築できたからである。

聞き取り調査が行なわれるなかでは、経験を語ることが癒しをもたらすという、今ではすっかり聞き慣れた言葉が繰り返し聞かれた。ここでもまた、打ち明けることの治癒力が見出されていた。

証言という経験そのものが、心理的な沈黙を破り、何年もの間抑圧し締め出してきた経験を統合するプロセスの始まりとなった。被害者の恥辱感は軽減され、そして受け入れられているという雰囲気のなかで、尊厳や自尊心が回復していった。ある被害者は、自分の経験した虐待行為を語るうちに、文字通り回復したと語った。「ずっと気分が悪かったのは、どうも自分の経験を話せなかったせいらしい。こうしてここに来て証言したら、まるで目がまた見えるようになったような気分だ」

委員会の報告書に引用された被害者が、話すことで「目がまた見えるようになった」と語っているのは印象的である。つまり、裏切りにつぶっていた目を開いて、自分がすっかり元通りになったと感じているのだ。

報告書は次の重要な言葉で締めくくられている。

我々すべてに課せられた課題は、この聞き取り調査を尊重し、我々の将来を方向づける責任を負うことだ。南アフリカ共和国の多数の一般国民の経験が示すものを無視するなら、それは社会的構造を悪化させて、国が耐え抜いた苦しみに寸毫《すんごう》も値しない社会にする共犯者となることである。

たぶん読者は、自分の国にアパルトヘイト政策はなかった、あるいは虐待に苦しんだのは南アフリカ共和国だけだと反論するだろう。だがたとえばアメリカで起きる虐待や裏切りの多くが、主に児童虐待や不倫のような家庭内のものであるとしても、人々にトラウマや裏切りトラウマを引き起こすような経験であることに変わりはない。そして私たちも、家庭や職場でのそのような出来事を認識せず語らないでいれば、アメリカの多数の一般国民の経験が示すものを無視し、「社会的構造を悪化させる共犯者となる」のだ。

この社会的裏切りの認識という問題は、出版の自由という考えと密接に関連する。世界銀行の元総裁であるジェームズ・D・ウォルフェンソンは、世界報道自由委員会で行った出版の自由についての演説の中で、次のように指摘している。「不正行為や不公平な行いを照らし出すサーチライトがなければ、変化を起こすために必要な公共の同意を築くことはできない」（註3）つまり、裏切りを見てそれを自由に口にすることができなければ、不公正はなくせないのである。

ショーン・ブリュイアの物語──権力への真実の声

元カナダ空軍の軍人であるショーン・ブリュイアから、彼が受けた裏切りとその認識に関する体験が寄せられた。

「軍人のほとんどがそうであるように、私も高校を卒業してすぐに入隊した。まだ一七歳だった。アメリカのウエスト・ポイントやナポリスにある海軍士官学校に相当するカナダ王立軍事大学では、入学当初に集中的な教化が開始される。大学に入学した初日からだ。教化を拒もうとしても無駄に終わることが多い。潜在意識の深い部分に働きかけ、教えを刻みつけるからだ。軍が教化を行うのは、忠実で実戦に役立つ部下にするためだ。

軍で必ず教え込まれるのが、ゆるぎなく反射的に進んで命を捧げる心構えだ。私はカナダ国軍が非の打ちどころのない、気高く、尊い存在で、命を捧げるに値すると固く信じ、カナダとカナダ国民のために自分の命を喜んで捧げる覚悟だった。

ところが空軍で障害者になると、私は経済的面でも、医療面でも、社会的支援の面でも何の援助もないまま即刻除隊となった。これは、カナダ国家と政府を完璧な存在だと考えていた私にとって大きな衝撃だった。私としては、完璧ではなかったかもしれないが、少なくとも気高く尊い政府を守って障害者になったのだという考えに、必至でしがみつくしかなかった」

ショーン・ブリュイアはカナダ空軍情報部に一四年間士官として務め、第一次湾岸戦争（一九九〇〜一九九一年）ではカタールに配属された。戦争は、ショーン個人に深刻な結果をもたらした。うつ状態になり、心的外傷後ストレス障害（ＰＴＳＤ）に苦しみ、おそらく残りの人生を障害者として過ごさなくてはならなくなった。当時のショーンは、自分が立派な軍務に就いた組織を信奉し、「カナダ国軍が非の打ちどころのない、気高く尊い存在で、命を捧げるに値する」と思い込んでいた。何の給付金も援助もないまま即刻除隊になったときには、心の底から支持していた組織に疑問を感じるようにもなった。だが、まだ裏切りを直視することはできず、「気高く尊い政府」の存在を信じるべきだと感じていた。

今ではショーンはこれが裏切りに目をつぶる行いだったと認識しているが、裏切りを完全に理解するのは彼にとって容易ではなかった。

「障害を負った退役軍人を支援するために設立されたはずの制度が、複雑で、お役所仕事で、長く待たせ、手続き要件は紛らわしく曖昧で、利用する者の心を挫いた。政府にとっては障害を負った退役軍人とその家族の限界やニーズに対応するよりも、難解で奇妙な内部手順を永続させる方が重要なのだと知った。

おそらく欠点を認識していなかっただけなのだ、そうでなければ名誉ある政府なのだから対処したはずだと、当時私は思った。欠点を指摘して改善を促せば充分だろうと。政府がいったん欠点を知れば、きっとすぐに対応して処理するものと思ったのだ。

政府のためなら喜んで死ぬつもりだった私だ。どうしてそのあり様を疑うような考えを持てるだろうか。政府は率直に、繰り返し声高に、言論の自由、障害に基づく差別の廃止、平等、正義、倫理意識の高い公共サービスなどの重大な方針や不可侵の諸権利を擁護する声明を出している。そうでありながら、こうした方針だけでなくカナダのプライバシー保護法をも無視し、一方で官僚機構の幅広い力を組織して、他の退役軍人を助けようと求める私の声が届かないようにするとは、想像さえしなかった」

二〇〇五年、ショーンは公然と立ち上がり、障害を持つ退役軍人の生涯年金を一時金に変える計画に反対した。自身はその計画で影響を受けなかったが、「不充分な一時金」を支給されることになる他の退役軍人を守りたかった。ショーンは上院で、次いで下院で証言し、この変更を止めるように力説した。議会は異議を認めず、この計画に反対する者は誰であれ「退役軍人を憎む者」と呼ぶと脅した。初めて意見を述べた後、証言を手助けした同僚がふたりとも政府の高収入の職に任じられ、ショーンは事実上彼らを失った。ふたりはその職に就くために、公の場で退役軍人の問題を話すことを大幅に制限する秘密保持契約をかわしていた。反対意見を述べるのはショーンただひとりとなってしまった。

その後まもなく、報復が始まった。

「省の役人が私の治療を認めなかったり問題視したりするようになったのだが、そんなことはそれまでの五年間に一度もなかった。私の給付金についてもあらゆる角度から秘かに会計監査が入り、医療費の払い戻しが遅れて私にも妻にも経済的負担が重くのしかかった」

このとき、ある民間医療チームが援助の手を差し伸べた。これまで問題にならなかったことをみだりに精査したり問題視したりして、ショーンに損害を与えていると省に警告したのだ。また、どのような行為によってであれ彼が治療を受けられなくなれば、重大な、おそらく命に関わる結果を招くと強く申し入れた。

「その結果、医療訓練を受けていない政府の役人が、さらに回りくどい計画を立てた。私ひとりをミーティングに呼び、そこでただちに精神障害の程度を評価するために、退役軍人省の施設への一週間（あるいはさらに長期）の入院を指示するというものだ。そして驚くべきことに、この評価結果は、すでに計画されていたミーティングの三週間以上前に、大臣へ提出されていたのだった。つまるところ、精神医学的評価により私の治療をすべて中止すると結論づけることが、あらかじめ計画されていたのだ。大臣はまた、私が入院の指示を拒めば治療をすべて中止するように命じられており、そして明らかにこれに同意していた。私が聞かされていたのは、ミーティングは協議事項のない友好的なものだということだけだった。だが、ひとつだけ重要な条件がついていた。私を診ている開業医の出席が認められなかったのだ」

結果的に、ショーンはかかりつけ医が同席しないミーティングへの出席を一切断った。二〇〇六年に総選挙の末に政権交代があってこの計画は中止となり、彼は個人的に新首相に訴えた。

ショーンは退役軍人への一時金支払いをやめさせる闘いを再開した。

「新政府は必ず、生涯にわたる年金を一時金に変える法律を停止すると思っていた。そして私は、役人の手が伸びる前に要点を伝えようと、大臣のスタッフに連絡を取った。ところが私の携帯電話の番号が、大臣のスタッフからその新しい法律を書いた役人連中に漏れてしまった。彼らは私に電話をかけてよこし、折り返し上司にずうずうしくも、新大臣に会うことを私にやめさせようとしたと報告した。連中は、私に新制度を止めることはできないとだろうと話したことについて、平然と手紙でやりとりしていた。

数日後に、首相サイドから電話があった。私が計画していた記者会見を開かないようにと、数回にわたり求めてきたのだ。しかし私は記者会見を開いた。その翌日、国家権力の中枢である首相、枢密院、大臣、退役軍人省のトップクラスの官僚が、私と私の開いた記者会見への対処について話し合った。どのような処置が実行されたかは今も公表されていないが、私は政府に対して実質的な影響を与えることも、意見を言うこともできなくなった」

ショーンは打ちのめされ、落胆した。しかし、将来の退役軍人を擁護する自分の立場の正しさを確信していた彼は、前軍司令官に身元保証人を頼もうと連絡を取った。

「身元保証人は断られた。その理由は、私が『ワシントンのメディアと親しかった』からというものだった。それは二〇〇六年春の〈ワシントンポスト〉紙の記事のことで、戦死してアフガニスタンから戻ってきた軍人に敬意を表して半旗を掲げないという方針に関して、私の発言が引用されていた」

そのときようやくショーンは、自分を保護すると当初約束していた組織による大掛かりな裏切りを疑うようになった。「かつて親しかった司令官に見捨てられ、いや事実上裏切られても、軍の教化は私の心に染み込んでいた。しかし、この段になって私は、軍服を着て犠牲にしたことのすべてに、疑問を持ち始めていた。典型的な黒が白かの軍隊式思考で、政府が私の犠牲に値しないのか、あるいは政府は今も尊く気高いままで、どういうわけか私だけが報復や給付金の撤回、脅し、裏切りに値しているのだろうか、と考えた。

私は実存的ジレンマに陥っていた。PTSDと大うつ病に苦しみ、さらに〔湾岸戦争症候群の〕身体的諸症状のため、混乱、自己嫌悪、恐怖、無価値の自滅的な激しい渦のなかにいた。死という安楽の誘いに屈するのか、あるいは、今や裏切りがのっぺりとおぞましいモノクロの影を落としている世界で生きていくのか」

けれども、ショーンには闘いを続けなくてはいけないふたつの理由があった。ひとつは妻の愛、もうひとつは不正な組織からの影響を受けることになる人々への同情心だった。

「なんとなく感じるのではなく、私の身体の一部が真の意味で〝同情している〟と実感するようになっていた。わずかながらの激しい苦痛、恐怖、怒り、そして混乱とともにではあるが。そして、妻との揺るぎないきずなは、愛情、優しさ、我慢強さといったものが、どれもこの世をよりよい場所にするためのものであり、ただ態度で他の人々に示すだけのものではない、ということを教えてくれた。人はたしかに優しく忍耐強くなれるが、愛情深くなれる人はわずかだ。

組織を変えるように叫び、他の人々を守ることが、私の新たな気高い大義となった。うつ病でぼろぼろになった自我と闘い、ＰＴＳＤに特有な認知の歪みのために自分が他者にとってどのような価値があるかを正しく認識することができなくなっていた私は、自尊心を失いがちになって苦しみながらも、少しずつ恐怖から離れて目標へと進んでいった。私は誓った。私ほどに頼れるものや幸運にも恵まれていない他の兵士が、自分のような目にあわないように力を尽くそうと。その第一歩は、政府に敢然と立ち向かうことに違いない。私は、退役軍人の障害と給付金に関する極秘情報が、かつては誇り高い軍人だった退役軍人に関して入手できる最も個人的な情報だと知っていた。彼らの生活そのものである、こうしたプライベートな部分が奪われ、悪質に歪曲されるようなことがあれば、退役軍人のかなり多くの者は死ぬしかないとすら考えかねない。その根底にあるのは、最も私的な部分を自分ではどうにもできなくなった結果生じる、人をむしばんでいく失望と恥辱だ。

実際、自分のいちばん大切なものを奪われることは、このうえなく無力で魂がどうしようもなく漏れていくことを防げない、いわば精神的失禁のようなものだ。傷ついた兵士は、とりわけそのような無気力な心の病にかかりやすい」

だからショーンは手紙を書いた。まず高級官僚に（返事が来たことは一度もなかった）、次に一般大衆に。誰よりも弱く無口な障害を負った退役軍人とその家族との約束を破った組織について、知らせようとしたのだ。さらに組織が自分に対してしたことの証拠も集め始めた。「やがて数カ月が経った。わが家の寒くじめじめした地下室には、しだいにものが増えていった。集めたものを選り分け、読み、存分に嘆いた。私に関する歪曲された事実が、いかに結婚式の紙吹雪のように好き勝手にばらまかれていたか、信じられない思いだった。私は、官僚が得意になってすでに二万ページ以上も書き、伝え、要約し、自分の保管場所にファイルしていたものを必死で理解しようとした……。トップクラスの公務員を含む複数の高級官僚が、私に関する専用ファイルを公開したのだ。大臣への簡潔な報告記録が、まるでスーパーで売っているタブロイド新聞のように、七五名を超える行政官に配布されていたのだった（カナダの退役軍人省には、本庁にわずか一四〇〇人、全体で合計四〇〇〇人の公務員しかいない）。二名の大臣、政務次官、私の支持する下院議員までが、ファイル内容の簡潔な報告メモを見たか、またはメモの内容に基づき要点の説明を受けていた。カナダ政府の長である首相のオフィスでも、同じ情報を受け取っていた。結局、判明しているだけで八五七名以上が、私に関する個人情報を知ったり入手したりしていたのだ。

このことは、あまりにひどく、絶望的で、屈辱的だった。私は生きていくために、人としてもっと成長しなくてはならなかった。人生は、医療訓練を受けていない官僚が歪曲して書いた医学的概要以上のものだと信じる必要があった。自分が『ノー』という権利は、他人が作り上げたどんな常套句だらけで不正確な私というイメージよりも、力があって尊いのだと信じねばならなかった。私は……私が、そんなでっち上げられたような人間であるわけがなかった」

裏切りを乗り越えて生きていくために、ショーンは成長しなくてはならなかった。これはこのような深い悲しみと怒りに立ち向かうとき、私たちの誰もが求められることだ。そしてショーンは成長した。裏切りをものともせず、書類を集め続け、声を上げ続けた。障害を負った兵士を邪険に扱えないことを政府に示すために、記事を書くようになった。四〇以上の記事を（新聞に）執筆した後、オタワで倫理学修士プログラムに参加した。軍と退役軍人の健康に関する学術的な公開討論会で、ショーンは論文三本を発表した。

では政府はどうなったか。

「私の暴露した事件が『プライバシー・スキャンダル』として世間に知られるようになって以来、事件に深く関与した四人の上級幹部は、年金と手当がすべて支給される形で退職した。しかし主犯格の容疑者の多くは今も職に留まっている。二〇〇四年にオンブズマン制度を国民に最初に呼びかけた者としては、この制度が二〇〇七年に導入されて胸をなで下ろした。まだ影響力は微々たるもので、高官の姿勢は決して褒められたものではないが、少なくとも機関は存在している。

また暫定行政事務管理部長から私の苦情に対して、たしかに元官僚は調査を拒否すべきではなかったと決定したという旨の確認書を受け取った。退役軍人省が主要な四件について重大な過ちを犯したという判断を下したのだ。この管理部長は組織を変えるために何か行動を起こすだろうか。疑わしいとは思うが、そうなるように私も最善を尽くすつもりだ。

いったい誰か処罰されたのか？　官僚はこれで、また同じことをして別の被害者を出すのを思いとどまるだろうか？　負傷した兵士や退役軍人は深い敬意をもって扱われているだろうか？　私がもともと批判した制度は廃止されたのか？　残念ながら、どれも答えはノーだ」

ショーンは軍や政府の裏切りにあい、決して妥協できない闘いのなかで、自分の内に新しい人生を見出し、そして新しい協力者を見つけた。「メディアが協力してくれた。私だけでなく、私が助けようとしていた負傷兵とその家族にとっても、思いやりのある代弁者となってくれた。英霊記念日を除いて退役軍人に目も向けない国にとって、これは驚くべき変化だった。カナダの大手日刊紙の、ほぼ全員の論説委員が、プライバシーの侵害と非難した。新聞、ラジオ、テレビは六週間にわたり事件を報じたのだ。

いつもは消極的なカナダ国民もこれには敏感に反応した。国会議員や新聞社に手紙を書き、私にも闘い続けてこれからも他の人々を助けるように激励する便りをくれた。カナダ政府は私を見捨てたかもしれないが、多くのカナダ国民は違った。私が軍で払った犠牲や他の退役軍人を救うために払った犠牲は、無駄ではなかったのかもしれないと、私は自尊心の高まりを、そしてたぶん心の安らぎを覚えた。暴かれた裏切りによって組織の足並みは乱れ、強欲で狭量な人々の姿が浮かび上がってきた。対照的に、ますます多くの善良なカナダ国民が、私の尊厳を奪おうとする者に立ち向かうのを助けてくれた。

今後、学校教育によって、政府が特権を振りかざすこのような文化がいつかは変わるだろうか。カナダ兵がカナダのために尽くすように、カナダはカナダ兵のために尽くすだろうか。私には、そうなればいいとしか答えられない。これは決定的な答えではないだろう。しかし、官僚から沈黙させられつつあった暗黒の日々にも、希望こそが私の生き続けるようとする力になったことはぜひ覚えておいてほしい。希望こそが、最も孤独だったときに妻と私の心をつなぎ、希望こそが、期待し得なかったほど多くの意味で新しい人生を、私たちにもたらしてくれたのだ」

ショーンの経験談は、裏切りと報復を前にした人間の勇気と思いやりの物語だ。私たちすべてに、苦しみながらも裏切りを認識して、正々堂々と立ち向かうことの大切さを教えてくれる。その後、カナダ議会下院の議場で、退役軍人省の大臣であるジャン・ピエール・ブラックバーンが謝罪をした。(註4)ブラックバーンと政府が「医療記録と経済的記録を数百人の公務員に広め、不必要な苦しみと不安を与えたことを、心から残念に思う」と述べたのだ。ショーンは謝罪を受け入れ、賢明にも「大きな一歩だ。金銭面ではなく、組織的を再生するという意味で」と述べた。(註5)

裏切りについて話すことにリスクがあったとしても、それを認識して率直に向き合うことで組織が修復される可能性がある。沈黙すれば不正はいつまでもそのままだ。社会には、大きな注目を集める苦しみもあれば、ひどい苦しみが無視されることもある。人は裏切りに目をつぶることで、苦しみを無視しようとする。これは人間の心理について知られていることを考えれば理解できることではあるが、意識的に裏切りに注意を払って不正を正せば、世界はもっと住みやすいところになるはずだ。

第一三章 真実を話す

私たちが知り合ったばかりのころ、友人として、また同僚として互いの経験を語り合い始めたことについては第一〇章で述べた。裏切りと裏切りを知ることが、レベッカ、ベス、キャシー、そして話を聞いた他の人たちにとってそうだったように、私たちふたりにとっても混乱を招き、途方に暮れた時期だった。

ここからは、その話の続きだ。まずジェニファー・フレイドが語る――。

事態はますます困難になり、とうとう一九九三年八月、最初の子を身ごもって八カ月目で、終身在職権を持つ教授になっていた私は、記憶の抑圧に関連した私的状況について、後にも先にもただ一度の講演をしました。それは別の専門会議（ミシガン州アナーバーにて開催）でのことで、ゲストスピーカーとして「記憶の抑圧議論についての個人的及び理論的展望」と題する発表をしたのです。裏切りトラウマ理論を提示した後、話はかなり違う方向に進みました。私の個人的な話は、次のように始まりました。

「ここで、今までのやり方――少なくとも私が今日まで守ってきたやり方――をやめて、この会議の議論の焦点となっているいくつかについて、私個人の経験をお話ししたいと思います。皆さんの多くがご存知のように、虚偽記憶症候群財団（FMSF）を設立し、現在理事をしているのは私の母、パメラ・フレイドです。私の両親が娘から性的虐待で『誤って告発』されたと主張していることは広く知られています。

FMSFを取り上げた多数の新聞記事は、私の両親は誤って告発されたという扱いになっていました。ほんの一カ月前、ナショナル・パブリック・ラジオ（NPR）の夕方のニュースショー〈オール・シングズ・コンシダード〉で、レポーターのウェンディ・シュメルツァーがこう話しました。『昨年、［パメラ・］フレイド博士は国内を縦横に移動して同じ趣旨のミーティングに出席し、毎回聴衆に〝あなたはひとりではありません。夫と私も誤って告発されたのです〟と呼びかけました』

私の両親が性的虐待で告訴されていることは有名で、またその告訴が『誤ったもの』であると一般に考えられているだけでなく、実に不思議なことに両親の言い分の詳細もまた広く知られています。母は『ジェーン・ドゥ』という筆名で、誤った告発に関する自分の立場からの説明を出版しました。それによって多くの人がジェーン・ドゥの物語は、フレイド家の話だと知ったのです。また、登場する人物が誰のことかはわからないが、詳細は正確だと考える人もいました。後者の状況に私は動転し、前者の状況――ジェーン・ドゥの書いたものを読み、それが私のことだと思った――は、はなはだしいプライバシーの侵害でした。先ごろ、全国大会である臨床医がFMSFについて次のように語っています。『この組織は元をただせばある家族の確執で、それが家族の枠を越えて大きくなり、大衆文化になったという有力な証拠がある』

本日、個人的なことを話すに当たり、私は真実を語り、それによってFMSFが勢力を持ち始めた状況の諸側面を知っていただければと願っています。現在のような状況でなければ、今日ここで私生活について話すことはなかったでしょう。こうすると決めた理由のひとつは、私のプライバシーがすでにかなり、それもあのように不透明で歪曲された形で失われてしまっていることにあります。よって、ふたつの好ましくない状況のうち、透明性と公的真実が優る方を望むようになりました。また、私が話すことで直接的であれ間接的であれ、他の虐待された子どもや虐待を生き延びた成人の助けになればいいと思ったからでもあります。

今日お話ししたいと思う個人的な真実は、行動パターンに関係があります。子ども時代に両親が私に見せた今日まで継続する行動パターン、すなわち境界侵入、不適切で好ましくない性的感化、家族や人間関係の不全、そして脅しと操作の各パターンです。

こうした不運な事柄にもかかわらず、私は自分がいろいろな意味で恵まれていると思っていることも知っていただきたいと思います。何より恵まれているのは、私にはパートナーと私が築いた家庭――偶然にもとりわけ愛すべき子どもを含めた家族――があることです」

話は進み、やがて私はこう言葉を続けました。

「両親は私のプライバシーを容赦なく侵害してきました。財団を私的に利用しているのです。たとえば今年の初め、母は姑に個人的な手紙を書いたのですが、ＦＭＳＦのレターヘッドが印刷された便箋を使い、常任理事の肩書で署名してありました。一九九三年二月一七日の日付のその手紙には私たち夫婦への敵意がありありと見られ、私のセラピストの名も挙げて、姑は『孫から切り離される』だろうとほのめかしてありました。姑は七〇代後半でひとり住まいをしていますが、私の両親と連絡を取りたいとはまったく思っておりません。父から口汚くののしられた経験があり、父の私に対する性的虐待を私の夫から聞かされるよりずっと以前から、接触を避けていたのです。姑は送り付けられたこの手紙にひどく動揺しました。母は手紙にＦＭＳＦのパンフレットを同封していました。これは私にとってばつが悪くつらいことです。私の「子ども時代の性的虐待という」真実を狂気じみて否定する母の後ろに、まるで財団全体が重々しく控えているかのようです。

これまで……私の実の両親側の話だけが一方的に公にされ、私の沈黙は共謀と受け取られてきました。しかし、あのような形で公開されたものに、説明義務はありません。ジェーン・ドゥは匿名の記事を書き——それは誰のことでもあり得るからです——とはいえ相当数の人がパメラ・フレイドからの添え状とともにあの記事を受け取りました。当然私のところに調査報道記者から電話がかかり、なかには『ジェーン・ドゥ』が母だとすっかり承知の上で連絡を取ってきた記者もいました。ある記者からも指摘されたのですが、事実一九九二年二月付のFMSFニューズレターには常任理事が『ジェーン・ドゥ』であると示され、以後のニューズレターでは常任理事がパメラ・フレイドとなっています。同僚からは、ジェーン・ドゥの記事が母本人から送付され、その中で自分がその記事を書いたことを明らかにしていると聞きました。またパメラ・フレイドをジェーン・ドゥと言及している母からの手紙や、母への返事の手紙のコピーを渡されたこともありました。このようなプライバシーの侵害にはぞっとしました。

ジェーン・ドゥの物語が正確であれば本当にひどい話でしょう。ですが、記事は私のプライバシーをこのような形で侵害しただけでなく、名誉棄損にも相当するのです。最近、ようやく父はインターネット上で、ジェーン・ドゥ記事に偽りがあることをはっきり認めています。父の説明では、知り合いの記者が「ジェーン・ドゥ記事とダリル・シフォードのコラムの内容を考え合わせることはできるが、どちらにも虚構の要素が意図的に挿入されており、そして——私たちが公表しない限り——記者はその要素が何であるかを判断できない」と考えているのだそうです。

「虚構」という言葉を選ぶとはいささか驚きです。ジェーン・ドゥ記事には、たとえば私が前の大学で研究成果が不足していたために終身在職権を与えられなかったとか、一九九〇 - 九一年には私が論文や著書を満足に書いていなかったなど、不正確な記述があります。実際には、私は博士号を取得した四年後の一九八七年に、オレゴン大学に移りました。認知心理学の分野では世界屈指である心理学部の、終身在職権のある准教授にと誘われ話を受けたのです。以前の大学もすばらしい大学でしたが、オレゴン大学に移る二年前に終身在職権を申し出たところ、応じてもらえませんでした。オレゴン行きを慰留されはしましたが。記事はまた、私の性生活とされるものに関して長々と述べていますが、大部分が不正確です。母は私の昇進――教授への昇進――が検討されていた年に、同僚にジェーン・ドゥ記事を送り付けました。プライバシーを侵害し、真実を冒瀆する母のこの行為を知って、心から悔しく思いました。(註1)

子どものころ、私は生まれ育った家庭で深刻な裏切りを経験しました。その裏切りに、私は三〇代の初めまで目をつぶっていました。裏切りの記憶がよみがえると、重大な事態を招きました。なかには、主に私の経験を知った社会の反応が原因で、対処の難しいものもありました。私は少数の親しい人にしか記憶を打ち明けなかったのですが、私の願いや制止も及ばず、世間に広まってしまいました。けれども、私は親しい友人や家族の何人かから大きな支援を得たおかげで、裏切りを認識し、経験を打ち明け、また社会的支援を得ることができ、ひとりでは決して成し得なかった回復に至ったのです。その一方で、両親、何人かの同僚、そして最終的には全国的組織からの、私の個人的な過去に対する反応にはひどく苦しみました」

この規模の裏切りになると何らかの対応を迫られる。私たちは幸運だった。目をつぶらせず、立ち向かおうとする気にさせる裏切りだったからだ。私もパメラも心理学部の教員だったので、裏切りを告発し、キャシー、レベッカ、ベスがしたように言い分を主張する力があった。

パメラ・ビレルの反応は、虚偽記憶症候群財団の顧問委員会委員に宛てた、一九九三年九月一日付の公開書簡という形を取った。

ジェニファー・フレイドの親しい友人として、私は虚偽記憶症候群財団（FMSF）の発展を当初から注視していました。先頃フレイド博士は、博士の両親が設立した本組織による博士の職業生活へのぶしつけな侵害を、雄弁かつ的確に証拠文書で立証しました……。さらにまた私は臨床心理学者として、懸命に自己の事実を明らかにしトラウマの耐えがたい苦しみに取り組もうとしている、証拠書類で立証された性的虐待被害者たちに、当財団が与えた害を見てきました。そしてもう沈黙してはいられなくなりました。

この手紙を書いたのは、委員の皆さんに、他ならぬ当財団の顧問委員に名を連ねたことについて、動機を吟味し、また影響を見ていただきたいと思ってのことです。財団の本委員会の委員になる、ひいてはこの種の組織とつながりを持つ理由はいくつかあると思われます。たとえば以下のようなものです。

一、職業生活や信用を高める手段として顧問委員会の一員になる

顧問委員のジョージ・ガナウェイ博士が、この組織への参加は組織の公的立場に対する同意も反対も示すものでないと述べるのを、私は二度聞いています。（註2）つまり、ガナウェイ博士は委員会の一員であることを中立で、純粋に顧問という性質のものと見なしているわけです。この理由で委員に就任しているガナウェイ博士や他の顧問委員の皆さんには、顧問委員の立場は決して中立でないことを理解していただきたいと思います。ガナウェイ博士は、たとえ「正しい方向」へ進む助言をするためであっても〈パイディカ〉誌（デンマークの小児性愛者向け雑誌）の顧問委員にはならないでしょう。FMSFの刊行物に顧問委員として名を出すことは、まったく存在しない「虚偽記憶症候群」を認め、支持し、さらには科学的信憑性を与えることになるのです。その一例を大衆紙に見ることができます。いわく「一九九二年三月、著名な科学者たちが……FMSF設立のために集まった」。記者はさらに、FMSFの立場が近親相姦をくぐり抜けた被害者にとってきわめて不利だと述べます。たとえば、「充分に訓練を積んだ年配の精神科医は、子ども時代のトラウマの記憶が、脳の損傷という稀な事例を除き、いかなる期間も抑圧されることはありえないと考えている」というのです。（註3）この意見が危険であるだけでなく、部分的に誤りであることは、文献資料を

承知している人であれば誰でも同意するでしょう。（註4）

二、心理療法士と心理療法分野に対する怒り

ＦＭＳＦは悪質なセラピーや誇大妄想のセラピストによる害を強調します。（註5）これは正当な立場です（次に述べるように、やや大げさではありますが）。アメリカのどの職業にとっても業界の内外双方からの建設的批判は有益であり、セラピストは絶えず自己の治療行為をチェックする必要があります。ですが、この動機で顧問委員となった方であれば、患者ではなくセラピストを明確に対象とする団体を設立するか参加する方が知的見地からみても誠実ではないでしょうか。虚偽記憶症候群財団という名称は明らかに、その記憶を持つ人を最悪の場合は嘘つき、百歩譲っても悪意あるセラピストの手にある無知な駒であると示しています。

ここで、少し説明したいことがあります。好ましくないセラピストが存在し、ひどい治療が行われていることに疑問の余地はありませんが、報告された近親相姦の記憶の多くはセラピー中やセラピー外の正常な状況下で回復したものである事実を心得ておくことは重要です。感情転移には力があり、セラピストはこれを認識する必要がありますが、私たちにはセラピストが持つと考えられているような力はないのです。多くの場合、私は診療室でたいへんな苦みにあるクライエントと共に座り、心に浮かび上がる圧倒的な虐待の記憶を詳しく述

べるクライエントの声に耳を傾けます。ＦＭＳＦが私に備わっていると考えているような力があれば、できる限り速やかに苦しみを取り除くために記憶を消すでしょう。セラピストは「怪物を作り」たがっているわけではありません。有能なセラピストとは、生活の中で建設的方法によって苦しみに対処できる、意識的で健全な人間になる手助けをする存在です。

三、記憶についての科学的研究の促進

この「財団」が記憶の科学的研究の機会や基盤を提供すると考える方々もいるでしょう。ですが、虐待の記憶が虚偽であると証明する目的で存在する組織が、科学の客観性という目標を達成し得るでしょうか。皆さんのうち何人が、米国たばこ協会による喫煙の影響に関する研究結果と、大学で中立の補助金を受けて研究者が行った同様の研究結果を、同じように信じるでしょうか。記憶に関する科学的研究は、大学や自己利益に偏っていない他の基礎研究施設での実施に留める必要があります。

四、近親相姦の主張により引き裂かれた家族の和解の手助け

家族の和解という目標は実に立派です。家族が互いを告発し、その一方で和解したいと望んでいるのを見るのはつらいものです。ですが虚偽記憶症候群財団という財団は名称そのものに非難の意味があり、さらに少なくとも家族のひとの現実を否定していることを考え合わ

せると、どう見ても和解の手段にはなりえません。FMSFは、この現実はセラピストに「植え付けられた」もので真実ではないと言うでしょうが、健全な家庭では家族が互いの現実を非難したりしません。この非常識さは、両親がジェニファー・フレイドに財団の顧問委員会への参加を提案したことにも見られると思います。

心理療法を進めるうちにクライエントが両親に怒りを覚えることは、普通に見られる現象だ。またさらにセラピーを続けると、同じクライエントが——少なくともその両親が子どもの傷つきやすい部分を攻撃し続けていない場合——両親と成熟した、自覚ある関係になることも一般的に見られる。近親相姦が起きながらも、親が進んで自分の行為に向き合い、でしゃばることなく子どもと関わり合い続けたので、和解に至った事例も知っている。「虚偽記憶」を「植え付けられた」家族の場合にこそ、このような対処がいっそう効果的だろう。

私たちの社会における虐待の問題は複雑だ。権力、支配、迫害、否定、そしてなにより苦しみが関わっている。ピーター・ヴェイルはアメリカの組織と文化における苦しみを感動的に述べた。「我々はただ苦しみや混乱を分かち合うことはできない……。先進国の組織や地域社会には、大規模な苦しみの抑圧が生じている。それは特に誰かのせいというわけでなく、ただ我々の文化の基本的部分であるにすぎない。現代の組織には多くの、集合的だが口に出されない苦悩がある」。（註6）私たちは社会として、この苦しみを知り、伝える方法を見つけなければならない。簡単な解決法はない。苦しみを個別的な記憶に帰して解決しようとするセラピストもいる。ＦＭＳＦは虐待の事実を伝える人を攻撃して苦しみを覆い隠そうとしている。私たちはどうにかして苦しみを乗り越え、苦しみが私たち一人ひとりに持つ意味を理解する必要がある。

私は皆さんにそれぞれ、この財団に参加した動機を注意深く検討し、目的を達成しているかを判断していただきたいのです。ジェニファー・フレイドはこの組織によって深く傷つきました。虐待を生き延びた他の多くの人もまた同様です。近親相姦の現実の記憶に向き合った人たちは、混乱し、苦しみ、自分の体験した事実を疑い続けます。恥ずかしく、不安で、怯えています。自分の頭がおかしいと考える方が、過去の事実に正面から向き合うよりも楽なことが多いのです。ＦＭＳＦはそういう人々をひどく傷つけました。いわれもない非難を受けた人の中には、少数ですがこのように傷つけられることなく問題を解決できたはずの人もいたのですから、なんとも悲しむべきことです。（註7）

これまで手紙に返事をくれた顧問委員はわずかふたりで、内容は要するに、提示された側面についてはまったく理解できず話し合う気はないという、そっけなく妥協の余地もないものだった。これがすべての始まりだった。おそらく裏切りの明瞭さが私たちには救いだった。もう目をつぶることはできなかった。意見を述べたことで私たちふたりの生活は一変した。私たちが声を上げたのは、明らかに社会の権力も心理学界も、裏切りに目をつぶり被害者を抑圧する側にある時代だった。私たちは恐れていた仕返しを受け、招待の口約束を取り消されたり、脅迫状を受け取ったりした。心理学部の建物の外に見張りが置かれることまであった。苦しい時期で、すべてを放り出して学問という楽園に戻りたいと願ったことは一度や二度ではない。しかし、そうしなくてよかったと心から思う。裏切りに目をつぶるのをやめて初めて、本当の回復が始まるからだ。

裏切りは人を孤立させることがあるが、裏切りに立ち向かえば人は結びつくことができる。私たちの場合もそうだった。ジェーン・ドゥ記事に出合い、そして立ち向かってから二〇年が経つが、私たちは今なお互いについて学び、新しい発見をしている。

第一四章

やっとわかった
——裏切りに立ち向かう

ここまでのすべての章を通して、裏切りと裏切りに目をつぶることが人を互いに孤立させ、沈黙させ、不信と絶望の空気を作り出す様子を、いろいろと見てきた。人は裏切りと裏切りで受ける苦しみに面と向き合って、初めて自分らしく成長し、裏切りを経験した事実を主張できる。勇敢にも裏切りの経験を私たちに語ってくれた人は皆、裏切りと裏切りに目をつぶることの有害性と、目を開いて告白する行為に希望の種が埋まっていることの両方を、身をもって示してくれた。彼らの誰もが孤立と絶望から希望へと進み、今では少なくとも生活のなかで親しい人間関係を築ける望みがある。自分でいることに心地よさを感じ、自分や他者を心から信頼し愛することができる。彼らは愛情に基づく人間関係の治癒力、そして互いへの愛を示す重要性を実証した。

この回復に至る道はひとつではない。とはいえ彼らの物語も私たちの述べた研究結果も、裏切りと裏切りに目をつぶることの予防や回復に関するいくつかの一般的なガイドラインを示している。

あなたは何か理由があってこの本を手に取った。単にテーマが面白そうだったから読んでいるのかもしれない。裏切りの力が支配する組織で働いていて、裏切りに取り組み、目をつぶることをよしとしない環境を作りたいと思っているのかもしれない。誰か裏切りやその深刻な影響と闘っている人を知っているのかもしれない。自分の生活の中で裏切りや裏切りに目をつぶっていたことを認識し、今まさに向き合い始めているところかもしれない。

あなたが何らかの裏切りに関わりがあるなら、裏切りや裏切りに目をつぶることに立ち向かい、回復し、防ぐには何ができるかを考えていることだろう。本書を締めくくるにあたり、裏切りを認識し裏切りトラウマから回復するための助言をしたい。裏切られた人、その友人や支援者、さらに裏切ることも安全な世界を作り出すこともできる力を有する組織や個人に向けた助言だ。そして、助言はこれで終わりではなく、むしろほんの始まりにすぎない。

裏切られているかもしれないという疑念を持つ人に

自分は裏切られたと知っている、あるいはそう疑っているなら、まず自分を大切にしよう。裏切りは、特に目をつぶるとたいへんな害がある。目をつぶれば重要な関係を守れ、生き続けるには役立つが、自分の幸福を損なうという高い代償を払うことになるだろう。裏切りに目をつぶっていると、必要な関係の維持に適した認知の癖や思考の癖、行動パターンがばかりが身につくだろう。そして結果的に、自分を信じたり、安全で愛情に満ちた関係を築いたりすることが難しくなる。自分を大切にする習慣、あるいは自分のためになるような習慣は、まず身につかないだろう。自分には変化はあり得ないとすら思えるだろう。だが、実際に変化は起こり得る。次に、いくつかの出発点を挙げる。わかりきったものもあれば、なかには少しわかりにくいものもあるかもしれない。

身体の役割

第九章で、トラウマを引き起こすような裏切りの経験が、多くの有害な影響をもたらすことを示す研究結果について述べた。これには身体の健康も含まれる。はなはだしい裏切りを経験した人は経験のない人に比べて、身体の健康状態が悪い傾向が見られる。まず基本的な身体の健康の問題に取り組まずに、関連する感情面の治療を行うのは難しいことだ。

第一に、適切な睡眠健康法を実行することが大切である。精神の回復には、邪魔されずに充分な休息が得られる眠りが必要だ。眠くなったら迷わず寝床に入り、毎日だいたい同じ時間に起きるようにしよう。そろそろ休んで眠る時間だと、身体に合図する就寝の決まり事を変えないこと。たとえば、リラックスする音楽を聴く、気分の落ち着く本を読む、カフェイン抜きの紅茶を一杯飲む、身体の緊張をほぐす運動をするなど試してみよう。

第二に、充分な運動をする必要がある。身体を動かすのであれば、何でも好きなことをして構わない。自転車に乗る、泳ぐ、ダンスをする、歩く、ヨガをするなど身体を動かして楽しめれば何でもいい。運動は計り知れない幸福感をもたらしてくれる。

第三に、きちんと食事をすること。身体にいいものを食べることが大切である。これはつまり、いろいろな種類の自然食品を食べるということだ。塩分、飽和脂肪酸やトランス脂肪酸、コレステロールが多く含まれる食品や、砂糖を加えた食品を食べすぎないようにすると、たいていの人は元気がみなぎり健康になる。タンパク質（魚、豆、生の木の実、種子など）、さまざまなフルーツ、野菜、全粒の穀物を充分に摂れれば、体調も充実するだろう。

このような方法——よく睡眠を取る、運動する、健康的な食生活を守る——を実行しても健康状態の改善が感じられないなら、医師の診察を受けて病気が隠れていないかを調べる必要がある。

ふだんからこうした基本的な自己管理に注意を払っているなら、あなたの身体は丈夫なはずだ。裏切りなどの心理学的問題に取り組むうえで身体が重要だとはなかなか考えられないものだが、実は認識や回復の促進に欠かせない要素なのである。これについて友人でもある同僚がこう言った。「今、裏切りに目をつぶるのを避けるいちばんの方法は、体調を万全にし、身体に表れる変化を見逃さないようにすることね。だって最悪の裏切りを経験したとき、感覚が麻痺して身体から解離したのよ。私は武道を始め、おかげでたちまち危険や脅威がどんな感じかを認識できるようになった。というのも、稽古で攻撃という現実（稽古上の攻撃とはいえ、身体的苦痛を受けることがある）に目をつぶらずに反応できるようになるには、危険や脅威に気づく必要があるから。今では体内裏切り者探知機が作動するとどういう感じかがわかっているから、立ち止まって、慎重に詳しく自分の身体的感覚に注意を払えるようになったわ」

自分の身体を把握することは、総体的な健康、総体的な回復、そして裏切りを認識するために不可欠なのだ。

関係の役割

健康な身体が回復に重要であるのと同じく、健全な関係もまた重要だ。わかりやすくいえば、自分に悪影響があると思う人は避け、安全だと思う人と過ごし、自分にとって気分のよい関係を探すということだ。

心理学者のベル・リアンとその同僚は、「関係健康指標尺度（Relation Health Indices Scales）」を開発した。（註1）この尺度の項目が、現在その人が置かれている人間関係の健全性を評価する上で役立つ情報となることがわかった。次に挙げる友人についての質問（関係健康指標に基づく）のいくつかに「はい」か「いいえ」で答えてみよう。

一、話しにくいことがあっても、友人に対して誠実に本当のことが言える
二、友人と話をした後に、気分が高まる
三、友人と過ごすことが多ければ、それだけ親しみが増す
四、友人に理解されていると思う
五、人が友情を育むことは大切だ
六、批判されていると感じることなく、意見の相違について友人に話せる
七、友人との関係は、他にも同じような友人を得ようと思わせる
八、心の底にある感情や考えを、友人に話しても苦にならない
九、友人との関係のおかげで、自尊心が高まった
一〇、友人のおかげで自分がよい方向に変わった
一一、友人に感情を傷つけられたら、それを告げられる
一二、友人のおかげで重要な点で成長できる

質問のすべて、あるいはほとんどに「はい」と答えた人は、友人と健全な関係にあるといってよいだろう。だが「いいえ」が多かった人は、成長や回復ができない関係にあると思われる。そしてたぶん、この関係は変えることができるだろう。あなた自身が友人に求める行動の手本になれば、なんらかの肯定的な変化が自然に起きるかもしれない。現在の友情を改善できなければ、

新たな友人か、あるいはセラピストを見つけて、質問に「はい」と答えられるような関係を築こう。

この問題についての別の考え方を、友人である同僚が示してくれた。彼女はこう言った。

「それから、頭の中にいる誰か〔別の人格〕と長い会話を交わしているときにも、裏切り者探知機が作動すると、それに気づくようになったわ。他の人には見えないし声も聞こえない自分〔の別の人格〕からも裏切られるリスクがある、と示してくれる記号（データポイント）のようなものね。もし頭の中でそんなふうに話していたら、その関係で私がどのように自分を黙らせているかに注目し、黙らせないようにする必要があるわ」

現在の関係で、このように黙らされていると感じたことはあるだろうか。あるなら、思っていることをはっきりと言うか、黙らされていると感じない関係を探すべきだろう。

この問題に関するもうひとつの考え方は、特定の人間関係においての依存性という観点から考えることだ。「その人なしでは生きられない」と思っていたり、精神的、経済的、あるいは身体的に誰かに頼っている状況は、目をつぶることが起こりうる関係である。関係における依存性は、必ずしも悪いことではない。実際、人は誰でも他者に依存している。相互依存は健全な状態だ。けれども極端な依存は有害なことがあり、裏切りと裏切りに目をつぶる現象が生じる確率が高くなる。個々の関係について、依存の程度に苦痛を感じていないか自問してみよう。苦痛を感じているなら、依存度を下げることは可能だろうか。いずれにしても、人は依存することで裏切りに目をつぶりやすくなるのだと知っておくことが賢明である。

打ち明け話の役割

第一一章では、裏切りを認識することや裏切りについて語ることがもたらす回復について、また安全な場合にだけ打ち明ける重要性について述べた。あなたの打ち明け話に中立の態度で耳を傾け、話すのを支えてくれるような人を見つけられれば理想的だ。第一〇章で言及した研究からも、自分の経験を日記に書くなど私的な方法で語ることもまた有益だとわかっている。話しても書いても、言葉は裏切りの経験を伝える効果的手段となりえるが、唯一のものではない。音楽、美術、ダンスも、裏切りの経験を表現するために使うことができる。

独創的な方法で自分の経験を打ち明けて語る人もいる。優れた写真家であるラナ・R・ローレンスは、裏切りの経験を検討するのにフローチャートを使うと便利なことを知った。フローチャートは目で見てわかるように事実を図式化するもので、事実を客観的に示すのに向いた方法だ。ラナは子ども時代に養育者による数々のひどい裏切りを経験し、そしてその子ども時代の傷を治癒しようと助けを求めた結果、さらに裏切られた。

ラナはフローチャートを作成して、出来事のつながり、その複雑な交差、そして裏切りの範囲を把握することができた〔305ページ参照〕。「フローチャートは子ども時代のトラウマと、それがもたらしたと思われる後のトラウマを目に見える形で示すとてもいい方法です。まず両親それぞれの枠を書き、それから一〇代に受けた裏切りの打ち明け話、次に司法組織、家族の喪失・裏切り、宗教、教育組織、メンタルヘルス組織、医療組織の裏切りなどが続きます。きっと今後もカテゴリーは増えていくでしょう、子ども時代のトラウマに関連する裏切りは一生続くのではないかと思っていますから」

自分の体験を他者に打ち明けるときには、聞き手の態度が重要となる。後ほど本章で、友人や他の協力的な人がじょうずに聞く方法について述べる。信頼できる聞き手とはどういう人かを知っていれば、安全に経験を語れる他者を選ぶのに役立つはずだ。礼儀正しく中立の態度で話を聞かない人には、傷つけられる恐れがあることを忘れないでおこう。

プロセスの理解

健康な身体、協力的な関係、安全な環境での告白――たとえこのすべてがそろっていても、裏切りと裏切りに目をつぶることからの回復は簡単ではない。語り、そして知るという単純なプロセスではないのだ。臨床心理学の博士課程の学生であるジェニファー・M・ゴメスとローラ・ノールは、先頃このプロセスの複雑さの一部を把握し、裏切りに目をつぶることに新たに立ち向かう人へ、次のような助言をした。

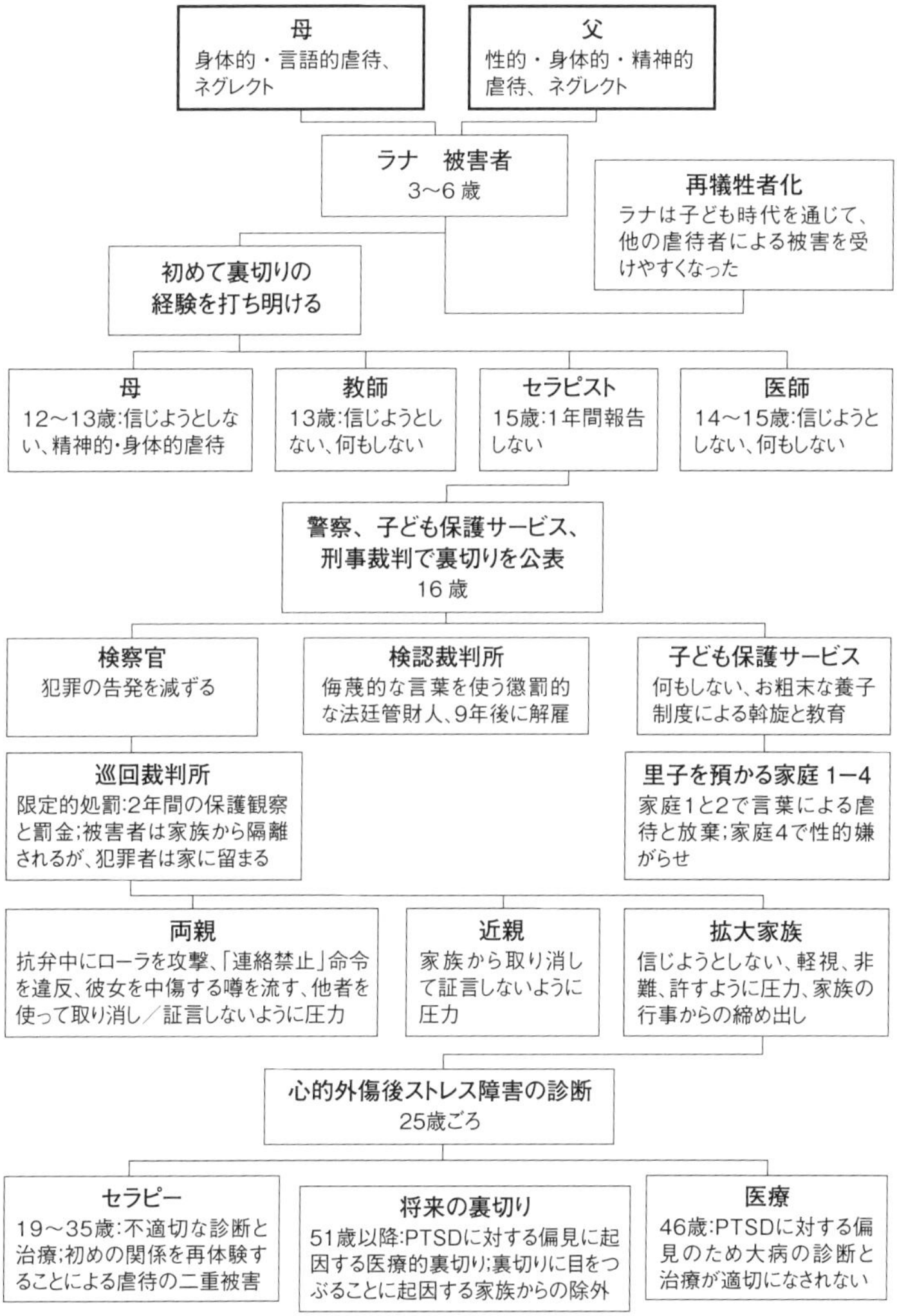
母
身体的・言語的虐待、ネグレクト
父
性的・身体的・精神的虐待、ネグレクト
ラナ　被害者
3〜6 歳
再犠牲者化
ラナは子ども時代を通じて、他の虐待者による被害を受けやすくなった
初めて裏切りの経験を打ち明ける
母
12〜13歳:信じようとしない、精神的・身体的虐待
教師
13歳:信じようとしない、何もしない
セラピスト
15歳:1年間報告しない
医師
14〜15歳:信じようとしない、何もしない
警察、子ども保護サービス、刑事裁判で裏切りを公表
16 歳
検察官
犯罪の告発を減ずる
検認裁判所
侮蔑的な言葉を使う懲罰的な法廷管財人、9年後に解雇
子ども保護サービス
何もしない、お粗末な養子制度による斡旋と教育
巡回裁判所
限定的処罰:2年間の保護観察と罰金;被害者は家族から隔離されるが、犯罪者は家に留まる
里子を預かる家庭 1−4
家庭1と2で言葉による虐待と放棄;家庭4で性的嫌がらせ
両親
抗弁中にローラを攻撃、「連絡禁止」命令を違反、彼女を中傷する噂を流す、他者を使って取り消し／証言しないように圧力
近親
家族から取り消して証言しないように圧力
拡大家族
信じようとしない、軽視、非難、許すように圧力、家族の行事からの締め出し
心的外傷後ストレス障害の診断
25歳ごろ
セラピー
19〜35歳:不適切な診断と治療;初めの関係を再体験することによる虐待の二重被害
将来の裏切り
51歳以降:PTSDに対する偏見に起因する医療的裏切り;裏切りに目をつぶることに起因する家族からの除外
医療
46歳:PTSDに対する偏見のため大病の診断と治療が適切になされない

第一に、裏切りに目をつぶることは、生きていくうえで役立っているのだということを理解する。特に共存しなくてはならない家族や他の人がいれば、「裏切りに目をつぶったり、認識したり」という両極を経験したことがあるかもしれない。これはたとえば、人が人間関係においてあるときに裏切りを認識しながら、後になると裏切りなどなかったかのように話し、行動し、感じているというものだ。裏切りに目をつぶる現象は、一気にすっきりと解消できるわけではない。むしろ充分に認識するには時間がかかり、目をつぶったり認識したりを繰り返す傾向が強いようだ。この期間には、とりわけ相手との関係が生まれてからずっと、あるいは長期にわたっている場合には、自分が置かれている関係の実態（裏切りの時期と良好な時期が交互にあることも含め）を完全に認める苦しみに耐えるのは非常に難しいことだ。場合によっては、おそらく外部からの専門的協力も含めた支援システムが必要となるだろう。

裏切りに目をつぶることは、たしかに生きていくうえで役に立っている。危険なときに安全でいることができる。裏切りに目をつぶらないようになることが実行可能で、きわめて効果的な回復法であるとしても、やはりそれなりの代償をともなう。先に述べた自由落下に陥り、何を、あるいは誰を信頼すべきかわからなくなってしまうかもしれない。今が難題に取り組むのに最適なときかどうかがわかるのは自分だけだ。自分を信じ、信頼できる他者を見つけ、そしてまだ準備が整っていないかもしれないことも理解しておこう。

今こそ人生において裏切りと裏切りに目をつぶることに立ち向かう時機だと判断し、健康な身体、協力的関係、打ち明け話をするための安全な環境といった要素が整ったと確信できたら、自分に優しくなろう。おそらくは困難な仕事になり、時間もかかるだろう。必要なだけ時間をかけることだ。このつらい時期だからこそ、美や喜びを感じる機会を持とう。人にはそれぞれの楽しみがある。自然のなかで過ごす、音楽を演奏したり聴いたりする、すばらしい本を読むなど、ぜひ試してほしい。

友人や支援者の方々へ

セラピストになったばかりのウイリアム・シューマッハーが私たちにこう言った。「診療所でクライエントを診てきて、トラウマを打ち明けることがいかに大きな影響力を持つかに驚きました。関心を持って支持的に話を聞くと、トラウマを生き延びたクライエントの回復に大いに役立ちますね」

関心を持ち支持的に話を聞くとはどういうことだろう。第一〇章で、メリッサ・フォイネスとジェニファー・フレイドによる効果的な聞き方の研究を概説した。そこには、人にいくつかの基本的な聞き方のスキルを教えることも含まれていた。あの研究で開発された教材に基づく助言をいくつか挙げる。

第一に、話に関心を持っていると動作で示すことが大切だ。つまり、顔の表情、姿勢、アイコンタクトで、たしかに関心を持っていると示す。

第二に、相手が話を続けやすいように言葉を選ぶこと。話題を変えたり、話題と無関係な質問をしたりはしない。このような行為は、あなたの不安を減らし、また相手の気持ちを楽にするように思えるかもしれないが、逆の効果を生むことが多い。沈黙を受け入れ、「そうか」とか「なるほど」など相手を励ます言葉をときどき挟んで、耳を傾けていることを伝えるのは構わない。そして、語られた感情を相手に返してみよう。たとえば顔の表情で悲しみを感じていることを伝えながら、「ああ、それは実に痛ましい」と口に出して表現する。打ち明け話をしている人の立場に身を置いて全体の状況を眺めることも役立つだろう。話がよく理解できなければ質問して構わない。最後に、自分ではなく相手の経験に焦点を置くこと。助言は求められたときにだけする。聞き手としての重要な目標のひとつは、話者の物語を理解し、自分の関心や理解を伝えることだ。

第三に、支援していると伝わるような言葉遣いを忘れないこと。同時に、経験を軽視するような形で安心させないようにする。たとえば、「それはずいぶん前に起きたことだから、前に進むようにするといいだろう」「それについて考え続けてもエネルギーの無駄だ」、さらには「怖がっては駄目だ」などと言うのはやめること。また耳を傾けている話についての判断や評価を口に出すのも避ける。本当に効果的なのは、話者の感情を心から認めることだ。たとえば、「もし私の身に起きたら、やはりすごく苦しむでしょう」など。またその人の強さを指摘するのも役に立つ。「驚きました。どんなに勇気が必要だったことでしょう」「あなたの強さには感心します」といった意見は回復を促す。望ましい聞き手には、関心や理解を伝えるだけでなく、思いやりや支援を示すことも欠かせない。

真の聞き手とは、こうした具体的な要素はもちろん、より話者の感情に寄り添える存在である。先に述べたように、裏切りの体験談はたいていが断片的に始まる。またときには信じがたい形で始まることもある。（註2）そして聞く者に深い同情から拒絶までの激しい反応を引き起こす。打ち明け話を聞くことで、怯えたり怒ったりと、人は必ず何らかの影響を受ける。ときには距離を置くことも必要で、さもないと打ち明け話を自分のことのように感じてトラウマを負ってしまう。だからつい、話者が明快に事実に基づいて話すように手を貸す聞き方の技法でもいいと思いたくなる。しかし真の聞き手ならば、単に表面的な詳細や事実ではなく、さらに先へ進んで感情の深さや真実を求めることを厭わないはずだ。話者が裏切りの経験に埋め込まれた感情的な真実を表現しようともがいているときに、聞き手が判断を控えて感情的に寄り添い続けるのは楽なことではない。だがそうできれば、真の回復をもたらす環境が生まれることだろう。

優れた聞き手は、話の内容に関わりを持ったり影響されたりすることに充分な注意を払わなくてはいけない。聞き手が苦しむだけでなく、話者も苦しむことがよくあるからだ。ダグラス・スティアはこのように警告する。

「実情によく通じている聞き手は、途中で話を止めることはできないという認識がある。とすれば、どう考えても無傷では戻るのは難しいだろう……。長年打ち明け話を聞いてきた友人は、聞いているうちに『地獄に堕ちる』ことについていくらか学んだと認め、彼にとって聞くという行為は機械的に処理できるものではなく、いつでも大きな試練であるときわめて率直に告白した。聞くことは決してたやすくない」(註3)

真に聞くことは決して簡単ではないが、大きな力を持つ。裏切られた人たちが自分自身や他者と再びつながり、深い関係を築く助けになるのだから。

深い関係は成長と回復をもたらす可能性がきわめて高いだけでなく、一方で、危害が生じる可能性もまた高い。セラピストのローリー・カーンは、危害が生じる関係であろうと、回復が生じる関係であろうと、このきわめて影響力の強い関係の中心にあるのは「愛」という感情だとした。(註4)

愛情がトラウマを引き起こすのは、子どもの愛情や思いやりや愛着の経験が、虐待や裏切りの経験と衝突する場合だ。愛情と信頼と安全の結合が壊れ、愛情と裏切りの概念がつながり悲惨な協力関係を結ぶ。

カーンはさらに、回復をもたらす関係には、思いやり、献身、信頼、知識、責任、そして尊敬など、愛情の本質の大部分がはっきりと見て取れることを認めた。愛情、献身、尊敬、そして支援は、個人的関係においてきわめて重要な要素だ。優れた聞き方と積極的な支援を通して、これらを伝えることは大切である。よい関係は回復をもたらす基盤となる。

加害者となりうる組織や影響力のある他者へ

ここまで、裏切りの被害者とその支援者ができることを述べてきた。しかし同時に、当局や組織の人々、そして個々人が、自らの裏切る力やそれが招く壊滅的な結果に向き合うこともやはり重要である。健全な個人や健全な組織は、成員の誰もが生きがいを持って成長していける地域社会を作り出す。裏切りが起きてしまったときに、以後の裏切りの予防や、裏切りによる影響への対処に関して、自身の長所や短所を評価できるかどうかは組織次第だ。

第四章では、ある組織的裏切りに注目したカーリー・スミスとジェニファー・フレイドの研究について述べた。組織的環境内での性的暴行を予防できず、また暴行の公表への対処に難があった事例だ。これは教会や大学、そして軍隊と、多様な組織が深刻に悩んでいる問題でもある。スミスとフレイドは、どのような方針や行動に問題があるかを明らかにしようと、組織の性的暴行の予防や暴行被害報告者の支援を評価する尺度として、組織的裏切り質問票を開発した。当該章で説明したように研究者は、この組織的機能不全が性的暴行の被害者の精神的な苦しみを悪化させていることを明らかにした。幸いにも、この欠陥は簡単に修復できる。組織の意思決定者には、自分の組織が性的暴行の問題に関していかにうまく取り組んでいるかを自問してもらいたい。（註5）

□この種の事件を防止する積極的な手段を講じているか
□この種の事件が大したことではないと見なされる環境を作っていないか
□この種の事件が起きそうな環境を作っていないか
□事件を報告しにくくしていないか
□報告を受けたら、事件に適切に対処しているか
□事件を隠ぺいするか
□事件を報告したことで被害者を処罰するか（給付金や地位を剝奪するなど）

すべての組織がこのような質問によって自己分析をすれば、とりわけ有害な組織的裏切りは予防できるだろう。保護手段が講じられていれば、被害者は安心して訴えることができる。実際の裏切りもそれに目をつぶることも、ずっと少なくなるだろう。

性的嫌がらせや性暴力は、組織が取り組まなくてはならない裏切りである。政府、地域社会、企業等には、従業員の搾取や基本的な公民権の否定、内部告発者を保護しないことまで、さまざまな裏切りを行う力がある。組織によっては、個人を直接的に裏切る方針があるかもしれず、犯罪が報告されても目をつぶるかもしれない。このような怠慢は個人を傷つけ、同時に地域の社会構造をしだいに損なっていく。

そうならないために、組織が裏切りの防止策や対応策を講じることは可能である。ではどうするか。第一に、組織は明瞭な方針や手続きを規定することだ。たとえば専門職員あるいは委員会を設け、裏切りが起きる可能性を評価したり、適切な措置を講じてはびこる裏切りを減少させたり、被害者に対応するなどである。第二に、裏切りと裏切りに目をつぶることの影響、また防止のために何をすればいいかを個人に教育することだ（この教育が標準的な活動計画の一部となっている世界を想像してほしい）。第三に、裏切りの被害者だと届け出た個々人に対し、支持的に対応することだ。これは裏切りが起きたと認めることから始まるだろう。個人には裏切りに対する精神的反応への心の準備ができていないことが多く、まず組織の方がこのように認めることが必要となる。第四に、これはきわめて重要なことだが、組織は内部告発者を保護しなくてはならない。厄介な真実を提起して当局に挑んでくる者を支え、大切にしなくてはいけない。内部告発者を「反抗者」と決めつける組織は要注意だ。組織が負う義務は、親友などの支援者の義務によく似ている。それはよく耳を傾けることだ。よく耳を傾けるとは、被害者にも内部告発者にも、思いやりと敬意と支援する気持ちを持つという意味である。

これらのことを満たせれば、組織は裏切りについて語る安全な環境を提供することができ、それによって被害者が回復し組織が繁栄する状況を作り出すことができるのだ。

結びの言葉

本書は、多くの方に裏切りの体験について問うことから始まった。本文中に述べた事例や研究に基づく証拠が、それらの裏切り体験や読者の皆さん自身の裏切りに対する反応を理解する手助けとなるように願っている。人は個人としても組織としても裏切りから回復できる。しかし、まずは裏切りの影響力と、裏切りに目をつぶることがいかに容易かを認識する必要がある。

あらゆる人が自分の物語を話すときに進んで弱点をさらし、危険を冒し、互いに耳を傾けるなら、人は力と支配に基づく関係から、信頼と安全という相互関係へと移っていくことができる。誰もがこれまでとは違う人になり、共に新しい社会を作り始めることができるのだ。

註

はじめに

1. K. Kendall-Tackett, "The Health Effects of Childhood Abuse: Four Pathways by Which Abuse Can Influence Health," *Child Abuse & Neglect, 26* (2002): 715-729; J. Read, J. van Os, A. P. Morrison, and C. A. Ross, "Childhood Trauma, Psychosis and Schizophrenia: A Literature Review with Theoretical and Clinical Implications," *Acta Psychiatrica Scandinavica 112* (2005): 330-350.
2. J. J. Freyd, B. Klest, and A. P. DePrince, "Avoiding Awareness of Betrayal: Comment on Lindblom and Gray (2009)," *Applied Cognitive Psychology 24* (2010): 20-26.

第一章　裏切りに目をつぶる

1. J. J. Freyd, "Blind to Betrayal: New Perspectives on Memory for Trauma," *Harvard Mental Health Letter, 15*(12) (1999): 4-6.
2. R. E. Goldsmith, M. R. Barlow, and J. J. Freyd, "Knowing and Not Knowing about Trauma: Implications for Therapy," *Psychotherapy: Theory, Research, Practice, Training, 41* (2004): 448-463.

第二章　裏切られた子ども

1. このジュディに関する記述は、次のケーラも同じだが、セラピーで担当してきたさまざまなクライエントの事例をもとに組み合わせてあり、特定の個人を示すわけではない。本書のクライエントに関する記述の多く、特にクライエント本人の叙述部分は、実在の人物による。各記述は、一個人のものか組み合わせたものかがわかるようにしている。
2. J. W. Tebbel, *From Rags to Riches: Horatio Alger Jr. and the American Dream* (New York: Macmillan, 1963).
3. B. Lamb (interviewer) and F. Wu (interviewee), *Yellow: Race in America beyond Black and White* (interview transcript, 2002), http://booknotes.org/Watch/168640-1/Frank+Wu.aspx.

第三章　広い範囲に及ぶ、裏切りに目をつぶる現象

1. G. Sheehy, *Hillary's Choice* (New York: Random House, 1999).（『ヒラリーとビルの物語』ゲイル・シーヒー著、櫻井よしこ訳、飛鳥新社、2000年）

2. A. Jarecki et al., *Capturing the Friedmans* (United States: HBO Video, 2003).

3. S. Pinker, *The Stuff of Thought: Language as a Window into Human Nature* (New York: Viking, 2007).（『思考する言語　「ことばの意味」から人間性に迫る　上・中・下巻』スティーブン・ピンカー著、幾島幸子、桜内篤子訳、日本放送出版協会、2009年）

4. S O'Rinn, V. Lishak, R. T. Muller, and C. C. Classen, "Betrayal and Its Associations with Memory Disturbances among Survivors of Childhood Sexual Abuse" (Under review).

5. A. Jarecki et al., *Capturing the Friedmans* (United States: HBO Video, 2003).

6. S. J. Schulhofer, *Unwanted Sex: The Culture of Intimidation and the Failure of Law* (Cambridge, MA: Harvard University Press, 1998).

7. H. Jung, "Eugene Probation Officer Pleads Guilty to Sex Assault of Woman He Supervised," *Oregonian*, April 28, 2011, http://www.oregonlive.com.

8. United States Attorney's Office, District of Oregon, "Former United States Probation Officer Sentenced to 10 Years," press release, 2011, http://www.justice.gov/usao/or/PressReleases/2011/20110718_Walker.html.

9. N. de Fabrique, S. J. Romano, G. M. Vecchi, and V. B. Van Hasselt, "Understanding Stockholm Syndrome," *FBI Law Enforcement Bulletin 76*(7) (2007): 10-16.

10. N. de Fabrique, V. Van Hasselt, G. Vecchi, and S. Romano, "Common Variables Associated with the Development of Stockholm Syndrome: Some Case Examples," *Victims & Offenders* 2 (2007): 91-98.

11. J. Sandulescu, *Donbas: A True Story of an Escape across Russia* (Lincoln, NE: Iuniverse.com, 2000).(『アウト・オブ・USSR "天国"からの脱出』(ジャック・サンダレスク著、稲垣収訳、小学館、1999年)
12. Office of the Inspector General, "The California Department of Corrections and Rehabilitation's Supervision of Parolee Philip Garrido," 2009, retrieved July 13, 2011, http://www.oig.ca.gov/media/reports/BOI/Special%20Report%20on%20CDCRs%20Supervision%20of%20Parolee%20Phillip%20Garrido.pdf.
13. C. Moskowitz, "Bonding with a Captor: Why Jaycee Dugard Didn't Flee," August 31, 2009, http://www.livescience.com/7862-bonding-captor-jaycee-dugard-flee.html.
14. Office of the Inspector General, "The California Department of Corrections and Rehabilitation's Supervision of Parolee Philip Garrido," 2009, retrieved July 13, 2011, http://www.oig.ca.gov/media/press_releases/2009/Corrections%20Failed%20to%20Properly%20Supervise%20Parolee%20Phillip%20Garrido.pdf.

第四章　頑なに目をつぶる

1. A. Hill, *Speaking Truth to Power* (New York: Doubleday, 1997).(『権力に挑む　セクハラ被害と語る勇気』アニタ・ヒル著、伊藤佳代子訳、信山社出版、2000年)
2. C. L. Powell, "Remarks to the United Nations Security Council," February 5, 2003, New York City, U. S. Department of State, http://web.archive.org/web/20070109235502/http://www.state.gov/secretary/former/powell/remarks/2003/17300.htm.
3. Zurbriggen, E. L. (2005). Lies in a Time of Threat: Betrayal Blindness and the 2004 U. S. Presidential Election. *Analyses of Social Issues and Public Policy, 5*, 189-196.
4. United States Department of Labor, "Family and Medical Leave Act" (n. d.), http://www.dol.gov/whd/fmla/index.htm.
5. D. Dalby and R. Donadio, "Irish Report Finds Abuse Persisting in

Catholic Church," *New York Times*, July 13, 2011, http://nytimes.com.
6. R. Riegel, "Lives Were Ruined by What They Did," *Independent*, July 14, 2011, http://www.independent.ie/.
7. C. P. Smith and J. J. Freyd, "Nowhere to Turn: Institutional Betrayal Exacerbates Traumatic Aftermath of Sexual Assault," poster presented at the 27th Annual Meeting of the International Society for Traumatic Stress Studies (ISTSS), Baltimore, Maryland, November 3-5, 2011.
8. See http://your4state.com/fulltext?nxd_id=262542. The full Freeh report can be found at: http://pahomepage.com/images/Multi_Media/pahomepage/nxd_media/dox/pdf/2012_07/REPORT_FINAL_071212.pdf.
9. D. Jamail, "Rape Rampant in U. S. Military," *Al-Jeezera English*, December 24, 2010, http://english.aljazeera.net.
10. ACLU, "SWAN and ACLU File Lawsuit Seeking Military Sexual Trauma Records Withheld by Federal Government," press release, 2010, http://www.aclu.org/womens-rights/swan-and-aclu-file-lawsuit-seeking-military-sexual-trauma-records-withheld-federal-gov.
11. A. W. Burgess and L. L. Holmstrom, "Coping Behavior of the Rape Victim," *American Journal of Psychiatry 133* (1976): 413-418; J. M. Heidt, B. P. Marx, and J. P. Forsyth, "Tonic Immobility and Childhood Sexual Abuse: A Preliminary Report Evaluating the Sequelae of Rape-Induced Paralysis," *Behaviour Research and Therapy 43* (2005): 1157-1171.
12. A. P. DePrince, L. S. Brown, R. E. Cheit, J. J. Freyd, S. N. Gold, K. Pezdek, and K. Quina, "Motivated Forgetting and Misremembering: Perspectives from Betrayal Trauma Theory," in R. F. Belli, ed., *True and False Recovered Memories: Toward a Reconciliation of the Debate* (Nebraska Symposium on Motivation 58) (New York: Springer, 2012), 193-243.
13. J. W. Schooler, "Discovering Memories of Abuse in the Light of Meta-Awareness," *Journal of Aggression, Maltreatment, & Trauma 4*

(2001): 105-136.
14. D. M. Elliott, "Traumatic Events: Prevalence and Delayed Recall in the General Population," *Journal of Consulting and Clinical Psychology 65* (1997): 811-820.
15. R. M. Bolen and M. Scannapieco, "Prevalence of Child Sexual Abuse: A Corrective Meta Analysis," *Social Service Review 73* (1999): 281-313; D. M. Fergusson, L. J. Horwood, and L. J. Woodward, "The Stability of Child Abuse Reports: A Longitudinal Study of the Reporting Behavior of Young Adults," *Psychological Medicine 30* (2000): 529-544.
16. E. Jonzon and A. Lindblad, "Disclosure, Reactions, and Social Support: Findings from a Sample of Adult Victime of Child Sexual Abuse," *Child Maltreatment 9* (2004): 190-200; D. Smith, E. J. Letourneau, B. E. Saunders, D. G. Kilpatrick, H. S. Resnick, and C. L. Best, "Delay in Disclosure of Childhood Rape: Results from a National Survey," *Child Abuse & Neglect 24* (2000): 273-287.
17. S. J. Ceci, S. Kulkofsky, J. Z. Klemfuss, C. D. Sweeney, and M. Bruck, "Unwarranted Assumptions about Children's Testimonial Accuracy," *Annual Review of Clinical Psychology 3* (2007): 311-328; D. M. Elliott, and J. Briere, "Forensic Sexual Abuse Evaluations in Older Children: Disclosures and Symptomatology," *Behavioural Sciences and the Law 12* (1994): 261-277.
18. M. M. Foynes, J. J. Freyd, and A. P. DePrince, "Child Abuse: Betrayal and Disclosure," *Child Abuse & Neglect: The International Journal 33* (2009): 209-217; T. D. Lyon, "False Denials: Overcoming Methodological Biases in Abuse Disclosure Research," in M. E. Pipe, M. E. Lamb, Y. Orbach, and A. C. Cederborg, eds., *Disclosing Abuse: Delays, Denials, Retractions and Incomplete Accounts* (Mahwah, NJ: Erlbaum, 2007), 41-62.
19. J. J. Freyd, F. W. Putnam, T. D. Lyon, K. A. Becker-Blease, R. E. Cheit, N. B. Siegel, and K. Pezdek, "The Science of Child Sexual Abuse," *Science 308* (2005): 501.

20. J. L. Herman, *Trauma and Recovery* (New York: Basic Books, 1992).（『心的外傷と回復』ジュディス・L・ハーマン著、中井久夫訳、みすず書房、1996年）

21. I. H. Frieze S. Hymer, and M. S. Greenberg, "Describing the Crime Victim: Psychological Reactions to Victimization," *Professional Psychology: Research and Practice 18* (1987): 299-315; M. Koss, "Rape: Scope, Impact, Interventions, and Public Policy Responses," *American Psychologist 48* (1993), 1062-1069.

22. N. P. Yuan, M. P. Koss, and M. Stone, *The Psychological Consequences of Sexual Trauma*, Harrisburg, PA: VAWnet, a project of the National Resource Center on Domestic Violence/Pennsylvania Coalition against Domestic Violence, March 2006, retrieved May 15, 2008, from http://www.vawnet.org.

23. S. Ullman and H. Filipas, "Ethnicity and Child Sexual Abuse Experiences of Female College Students," *Journal of Child Sexual Abuse 14* (2005): 67-89.

24. B. P. Marx, "Lessons Learned from the Last Twenty Years of Sexual Violence Research," *Journal of Interpersonal Violence 20* (2005): 225-230.

25. J. L. Herman, *Trauma and Recovery* (New York: BasicBooks, 1992).（『心的外傷と回復』ジュディス・L・ハーマン著、中井久夫訳、みすず書房、1996年）

26. Carrier, P. *Holocaust Monuments and National Memory Cultures in France and Germany since 1989: The Origins and Political Function of the Vél' d'Hiv' in Paris and the Holocaust Monument in Berlin* (New York: Berghahn Books, 2005).

27. J. Chirac, 1995, http://www.sncfhighspeedrail.com/wpcontent/uploads/2010/10/Chirac1995.pdf.

第五章　どうして目をつぶるのか

1. J. Tooby and L. Cosmides, "The Psychological Foundations of

Culture," in J. Barkow, L. Cosmides, and J. Tooby, eds., *The Adapted Mind: Evolutionary Psychology and the Generation of Culture* (New York: Oxford University Press, 1992), 19-136.
2. 『ブリタニカ百科事典』では「闘争・逃走（fight or flight）」反応を次のように定義している：「闘うか—逃げるか」反応　人間や動物が生死に関わる重大な脅威に直面した際に起こる反応で、闘うか退却するかの行動に移るための神経的変化やホルモンの変化をはじめとする身体的変化を特徴とする。1900年代初期に、アメリカの神経学者であり生理学者のウォルター・ブラッドフォード・キャノンが、この反応について初めて述べた。
3. L. S. Brown and J. J. Freyd, "PTSD Criterion A and Betrayal Trauma: A Modest Proposal for a New Look at What Constitutes Danger to Self," *Trauma Psychology, Division 56, American Psychological Association, Newsletter 3*(1) (2008): 11-15.
4. J. J. Freyd, B. Klest, and C. B. Allard, "Betrayal Trauma: Relationship to Physical Health, Psychological Distress, and a Written Disclosure Intervention," *Journal of Trauma & Dissociation 6*(3) (2005): 83-104.
5. R. Goldsmith, J. J. Freyd, and A. P. DePrince, "Betrayal Trauma: Associations with Psychological and Physical Symptoms in Young Adults," *Journal of Interpersonal Violence 27* (2012): 547-567.
6. A. P. DePrince, L. S. Brown, R. E. Cheit, J. J. Freyd, S. N. Gold, K. Pezdek, and K. Quina, "Motivated Forgetting and Misremembering: Perspectives from Betrayal Trauma Theory," in R. F. Belli, ed., *True and False Recovered Memories: Toward a Reconciliation of the Debate* (*Nebraska Symposium on Motivation 58*) (New York: Springer, 2012), 193-243.
7. R. Goldsmith, J. J. Freyd, and A. P. DePrince, "Betrayal Trauma: Associations with Psychological and Physical Sumptoms in Young Adults," *Journal of Interpersonal Violence 27* (2012): 547-567; F. W. Putnam, "Ten-Year Research Update Review: Child Sexual Abuse,"

Journal-American Academy of Child and Adolescent Psychiatry 42 (January 1, 2003): 269-278.
8. J. J. Freyd, B. Klest, and C. B. Allard, "Betrayal Trauma: Relationship to Physical Health, Psychological Distress, and a Written Disclosure Intervention," *Journal of Trauma & Dissociation, 6*(3) (2005): 83-104; L. A. Kaehler and J. J. Freyd, "Borderline Personality Characteristics: A Betrayal Trauma Approach," *Psychological Trauma: Theory, Research, Practice, and Policy 1* (2009): 261-268; S. S. Tang and J. J. Freyd, "Betrayal trauma and gender differences in posttraumatic stress," *Psychological Trauma: Theory, Research, Practice, and Policy* (in press).
9. A. P. DePrince and J. J. Freyd, "The Intersection of Gender and Betrayal in Trauma," in R. Kimerling, P. C. Ouimette, and J. Wolfe, eds., *Gender and PTSD* (New York: Guilford Press, 2002), 98-113.
10. L. R. Goldberg and J. J. Freyd, "Self-Reports of Potentially Traumatic Experiences in an Adult Community Sample: Gender Differences and Test-Retest Stabilities of the Items in a Brief Betrayal-Trauma Survey," *Journal of Trauma & Dissociation* 7(3) (2006): 39-63.
11. J. Briere and D. M. Elliott, "Prevalence and Psychological Sequelae of Self-Reported Childhood Physical and Sexual Abuse in a General Population Sample of Men and Women," *Child Abuse and Neglect 27* (2003): 1205-1222.
12. L. R. Goldberg and J. J. Freyd, "Self-Reports of Potentially Traumatic Experiences in an Adult Community Sample: Gender Differences and Test-Retest Stabilities of the Items in a Brief Betrayal-Trauma Survey," *Journal of Trauma & Dissociation* 7(3) (2006): 39-63.
13. B. K. Klest, *Trauma, Posttraumatic Symptoms, and Health in Hawaii: Gender, Ethnicity, and Social Context*, doctoral dissertation, University of Oregon, 2010.

第七章　頭の体操

1. K. Rausch and J. F. Knutson, "The Self-Report of Personal Punitive Childhood Experiences and Those of Siblings," *Child Abuse & Neglect 15*(1-2) (1991): 29-36.

2. C. Boyd, "The Implications and Effects of Theories of Intergenerational Transmission of Violence for Boys Who Live with Domestic Violence," *Australian Domestic & Family Violence Clearinghouse Newsletter 6* (2001a): 6-8.

3. M. Platt, J. Barton, and J. J. Freyd, "A Betrayal Trauma Perspective on Domestic Violence," in E. Stark and E. S. Buzawa, eds., *Violence against Women in Families and Relationships*, vol. 1 (Westport, CT: Greenwood Press, 2009), 185-207.

4. A. P. DePrince, "Social Cognition and Revictimization Risk," *Journal of Trauma and Dissociation 6* (2005): 125-141.

5. T. L. Messman-More and P. J. Long, "Child Sexual Abuse and Revictimization in the Form of Adult Sexual Abuse, Adult Physical Abuse, and Adult Psychological Maltreatment," *Journal of Interpersonal Violence 15*(5) (2000): 489-502.

6. K. A. Becker-Blease, K. Deater-Deckard, T. Eley, et al., "A Genetic Analysis of Individual Difference in Dissociative Behaviors in Childhood and Adolescence," *Journal of Child Psychology and Psychiatry 45* (2004): 522-532; K. A. Becker-Blease, J. J. Freyd, and K. C. Pears, "Preschoolers' Memory for Threatening Information Depends on Trauma History and Attentional Context: Implications for the Development of Dissociation," *Journal of Trauma & Dissociation 5*(1) (2004): 113-131; A. P. DePrince and J. J. Freyd, "The Intersection of Gender and Betrayal in Trauma," in R. Kimerling, P. C. Ouimette, and J. Wolfe, eds., *Gender and PTSD* (New York: Guilford Press, 2002), 98-113.

第八章　研究成果からの考察

1. J. J. Freyd, A. P. DePrince, and D. Gleaves, "The State of Betrayal Trauma Theory: Reply to McNally (2007) | Conceptual Issues and Future Directions," *Memory 15* (2007): 295-311.

2. E. Bernstein and T. Putnam, "Development, Reliability, and Validity of a Dissociation Scale," *Journal of Nervous and Mental Disease 174* (1986): 727-735.

3. J. J. Freyd, B. Klest, and C. B. Allard, "Betrayal Trauma: Relationship to Physical Health, Psychological Distress, and a Written Disclosure Intervention," *Journal of Trauma & Dissociation 6*(3) (2005): 83-104.

4. J. R. Stroop, "Studies of Interference in Serial Verbal Reactions," *Journal of Experimental Psychology 18*(6) (1935): 643-662.

5. J. J. Freyd, S. R. Martorello, J. S. Alvarado, A. E. Hayes, and J. C. Christman, "Cognitive Environments and Dissociative Tendencies: Performance on the Standard Stroop Task for High versus Low Dissociators," *Applied Cognitive Psychology 12* (1998): S91-S103.

6. A. P. DePrince and J. J. Freyd, "Dissociative Tendencies, Attention, and Memory," *Psychological Science 10* (1999): 449-452.

7. A. P. DePrince and J. J. Freyd, "Dissociative Tendencies, Attention, and Memory," *Psychological Science 10* (1999): 449-452.

8. A. P. DePrince and J. J. Freyd, "Forgetting Trauma Stimuli," *Psychological Science 15* (2004): 488-492; A. P. DePrince and J. J. Freyd, "Memory and Dissociative Tendencies: The Roles of Attentional Context and Word Meaning in a Directed Forgetting Task," *Journal of Trauma & Dissociation 2*(2) (2001): 67-82.

9. K. A. Becker-Blease, J. J. Freyd, and K. C. Pears, "Preschoolers' Memory for Threatening Information Depends on Trauma History and Attentional Context: Implications for the Development of Dissociation," *Journal of Trauma & Dissociation 5*(1) (2004): 113-131.

10. G. E. Tsai, D. Condie, M. T. Wu, and I. W. Chang, "Functional Magnetic Resonance Imaging of Personality Switches in a Woman with Dissociative Identity Disorder," *Harvard Review of Psychiatry 7* (1999): 119-122.
11. A. DePrince, "Social Cognition and Revictimization Risk," *Journal of Trauma & Dissociation 6*(1) (2005): 125-141; J. J. Freyd, B. Klest, and C. B. Allard, "Betrayal Trauma: Relationship to Physical Health, Psychological Distress, and a Written Disclosure Intervention," *Journal of Trauma & Dissociation 6*(3) (2005): 83-104.
12. R. Goldsmith and J. J. Freyd, "Awareness for Emotional Abuse," *Journal of Emotional Abuse 5*(1) (2005): 95-123.
13. Brian Murphy, "Molester Built Trust Slowly," *Detroit Free Press*, September 3, 1998.
14. I. L. Janis, *Victims of Groupthink: A Psychological Study of Foreign-Policy Decisions and Fiascoes* (Boston: Houghton Mifflin, 1972).
15. "China: Tiananmen's Unhealed Wounds," 2009, Human Rights Watch, http://www.hrw.org.
16. B. Glauber, "Trusted Doctor Found to Be a Killer," *Register-Guard*, February 9, 2000, 7A.
17. J. B. Stewart, *Blind Eye: How the Medical Establishment Let a Doctor Get Away with Murder* (New York: Simon & Schuster, 1999).（『悪魔の医師　病院内 60 人連続殺人』（ジェームス・B・スチュワート著、松浦秀明訳、明石書店、2001 年）

第九章　裏切りに目をつぶることの有害性

Chapter 9: Betrayal Blindness Is Toxic

1. L. A. Kaehler and J. J. Freyd, "Borderline Personality Characteristics: A Betrayal Trauma Approach," *Psychological Trauma: Theory, Research, Practice, and Policy 1* (2009): 261-268; J. J. Freyd, B. Klest, and C. B. Allard, "Betrayal Trauma: Relationship to Physical Health, Psychological Distress, and a Written Disclosure Intervention,"

Journal of Trauma & Dissociation 6(3) (2005): 83-104.
2. P. J. Birrell and J. J. Freyd, "Betrayal Trauma: Relational Models of Harm and Healing," *Journal of Trauma Practice 5*(1) (2006): 49-63; B. Belford, L. A. Kaehler, and P. J. Birrell, "Relational Health as a Mediator between Betrayal Trauma and Borderline Personality Disorder," *Journal of Trauma & Dissociation 13*(2) (2012): 244-257.
3. J. J. Freyd, A. P. DePrince, and E. L. Zurbriggen, "Self-Reported Memory for Abuse Depends upon Victim-Perpetrator Relationship," *Journal of Trauma & Dissociation 2*(3) (2001): 5-16; J. J. Freyd, B. Klest, and C. B. Allard, "Betrayal Trauma: Relationship to Physical Healty, Psychological Distress, and a Written Disclosure Intervention," *Journal of Trauma & Dissociation 6*(3) (2005): 83-104.
4. J. A. Chu and D. L. Dill, "Dissociative Symptoms in Relation to Childhood Physical and Sexual Abuse," *American Journal of Psychiatry 147*(7) (1990): 887-892.
5. B. Plattner, M. A. Silvermann, A. D. Redlich, V. G. Carrion, M. Feucht, M. H. Friedrich, and H. Steiner, "Pathways to Dissociation: Intrafamilial versus Extrafamilial Trauma in Juvenile Delinquents," *Journal of Nervous and Mental Disease 191*(12) (2003): 781-788.
6. J. Lavino, "Guest Commentary: Forgiveness | The Ultimate Revenge," *Camera*, August 2, 2011, http://www.dailycamera.com.
7. J. J. Freyd, *Betrayal Trauma: The Logic of Forgetting Childhood Abuse* (Cambridge, MA: Harvard University Press, 1996).
8. J. J. Freyd, A. P. DePrince, and E. L. Zurbriggen, "Self-Reported Memory for Abuse Depends upon Victim-Perpetrator Relationship," *Journal of Trauma & Dissociation 2*(3) (2001): 5-17.
9. T. Schultz, J. L. Passmore, and C. Y. Yoder, "Emotional Closeness with Perpetrators and Amnesia for Child Sexual Abuse," *Journal of Child Sexual Abuse 12*(1) (2003): 67-88.
10. J. A. Sheiman, "Sexual Abuse History with and without Self-Report of Memory Loss: Differences in Psychopathology, Personality,

and Dissociation," in L. M. Williams and V. L. Banyard, eds., *Trauma & Memory* (Thousand Oaks, CA: Sage, 1999), 139-148.

11. V. J. Edwards, R. Fivush, et al., "Autobiographical Memory Disturbances in Chidhood Abuse Survivors," *Journal of Aggression, Maltreatment, & Trauma 4* (2001): 247-264.

12. J. J. Freyd, B. Klest, and C. B. Allard, "Betrayal Trauma: Relationship to Physical Health, Psychological Distress, and a Written Disclosure Intervention," *Journal of Trauma & Dissociation 6*(3) (2005): 83-104.

13. R. Goldsmith, J. J. Freyd, and A. P. DePrince, "Betrayal Trauma: Associations with Psychological and Physical Symptoms in Young Adults," *Journal of Interpersonal Violence 27*(3) (in press): 524-544.

14. V. J. Edwards, J. J. Freyd, S. R. Dube, R. F. Anda, and V. J. Felitti, "Health Outcomes by Closeness of Sexual Abuse Perpetrator: A Test of Betrayal Trauma Theory," *Journal of Aggression, Maltreatment & Trauma 21* (2012): 133-148.

15. A. P. DePrince, *Trauma and Posttraumatic Responses: An Examination of Fear and Betrayal*, doctoral dissertation, University of Oregon, 2001.

16. J. A. Atlas and D. M. Ingram, "Betrayal Trauma in Adolescent Inpatients," *Psychological Reports 83* (1998): 914.

17. S. C. Turell and M. W. Armsworth, "A Log-Linear Analysis of Variables Associated with Self-Mutilation Behaviors of Women with Histories of Child Sexual Abuse," *Violence against Women 9* (2003): 487-512.

18. M. Okuda, M. Olfson, D. Hasin, B. F. Grant, K.-H. Lin, and C. Blanco, "Mental Health of Victims of Intimate Partner Violence: Results from a National Epidemiologic Survey," *Psychiatric Services 62*(8) (2011): 959-962.

19. A. P. DePrince and J. J. Freyd, "The Intersection of Gender and Betrayal in Trauma," in R. Kimerling, P. C. Ouimette, and J. Wolfe,

eds., *Gender and PTSD* (New York: Guilford Press, 2002), 98-113.
20. S. S. Tang and J. J. Freyd, "Betrayal Trauma and Gender Differences in Posttraumatic Stress," *Psychological Trauma: Theory, Research, Practice, and Policy* (in press).
21. J. J. Freyd, B. Klest, and C. B. Allard, "Betrayal Trauma: Relationship to Physical Health, Psychological Distress, and a Written Disclosure Intervention," *Journal of Trauma & Dissociation 6*(3) (2005): 83-104; R. L. Gobin and J. J. Freyd, "Betrayal and Revictimization: Preliminary Findings," *Psychological Trauma: Theory, Research, Practice, and Policy 1* (2009): 242-257.
22. A. Campbell, "Oxytocin and Human Social Behavior," *Personality and Social Psychology Review 14*(3) (2010): 281-295; A. Charuvastra and M. Cloitre, "Social Bonds and Posttraumatic Stress Disorder," *Annual Review of Psychology 59* (2008): 301-328.
23. J. S. Seng, "Posttraumatic Oxytocin Dysregulation: Is It a Link among Posttraumatic Self Disorders, Posttraumatic Stress Disorder, and Pelvic Visceral Dysregulation Conditions in Women? " *Journal of Trauma & Dissociation 11*(4) (2010): 387-406.
24. American Psychiatric Association, *Diagnostic and Statistical Manual of Mental Disorders* (4th ed., text rev.) (Washington, DC: American Psychiatric Association, 2000).
25. L. A. Kaehler and J. J. Freyd, "Borderline Personality Characteristics: A Betrayal Trauma Approach," *Psychological Trauma: Theory, Research, Practice, and Policy 1* (2009): 261-268; L. A. Kaehler and J. J. Freyd, "Betrayal Trauma and Borderline Personality Charactiristics: Gender Differences," *Psychological Trauma: Theory, Research, Practice, and Policy* (in press).
26. B. Belford, L. A. Kaehler, and P. Birrell, "Relational Health as a Mediator between Betrayal Trauma and Borderline Personality Disorder," *Journal of Trauma & Dissociation* (submitted).
27. R. L. Gobin and J. J. Freyd, "Betrayal and Revictimization:

Preliminary Findings," *Psychological Trauma: Theory, Research, Practics, and Policy 1* (2009): 242-257.

28. A. DePrince, "Social Cognition and Revictimization Risk," *Journal of Trauma & Dissociation 6*(1) (2005): 125-141.

29. R. L. Gobin and J. J. Freyd, "Betrayal and Revictimization: Preliminary Findings," *Psychological Trauma: Theory, Research, Practice, and Policy 1* (2009): 242-257.

30. R. L. Gobin and J. J. Freyd, "Betrayal and Revictimization: Preliminary Findings," *Psychological Trauma: Theory, Research, Practice, and Policy 1* (2009): 242-257.

31. J. J. Freyd, *Betrayal Trauma: The Logic of Forgetting Childhood Abuse* (Cambridge, MA: Harvard University Press, 1996).

32. R. Gobin, "Partner Preferences among Survivors of Betrayal Trauma," in *Trauma, Attachment, and Intimate Relationships*, guest editors Eileen Zurbriggen, Robin Gobin, and Laura Kaehler, a Special Issue of the *Journal of Trauma & Dissociation 13*(2) (2012, in press).

33. K. C. Pears, J. Bruce, P. A. Fisher, and K. K. Hyoun, "Indiscriminate Friendliness in Maltreated Foster Children," *Child Maltreatment 15*(1) (2010): 64-75.

34. R. Yehuda, S. L. Halligan, and R. T. Grossman, "Childhood Trauma and Risk for PTSD: Relationship to Intergenerational Effects of Trauma, Parental PTSD, and Cortisol Excretion," *Development and Psychopathology 13*(3) (2001): 733-753.

35. R. E. Heyman and A. M. S. Slep, "Do Child Abuse and Interparental Violence Lead to Adulthood Family Violence? " *Journal of Marriage and Family 64*(4) (2002): 864-870.

36. J. Goodwin, T. McCarthy, and P. DiVasto, "Prior Incest in Mothers of Abused Children," *Child Abuse and Neglect 5*(2) (1981): 87-95.

37. N. A. Cort, C. Cerulli, S. L. Toth, and F. Rogosch, "Maternal Intergenerational Transmission of Childhood Multitype Maltreatment," *Journal of Aggression, Maltreatment and Trauma 20*(1) (2011): 19-38.

38. A. C. Hulette, L. A. Kaehler, and J. J. Freyd, "Intergenerational Associations between Trauma and Dissociation," Journal of Family Violence 26 (2011): 217-225.
39. M. L. King, *Beyond Vietnam: A Time to Break Silence* 1967年、ニューヨークのリバーサイド教会での演説。

第一〇章　知ることのリスク

1. J. J. Freyd, "Shareability: The Social Psychology of Epistemology," *Cognitive Science 7* (1983): 191-210.
2. J. J. Freyd, "Betrayal-Trauma: Traumatic Amnesia as an Adaptive Response to Childhood Abuse," *Ethics & Behavior 4* (1994): 307-329.
3. J. J. Freyd, "Violations of Power, Adaptive Blindness, and Betrayal Trauma Theory," *Feminism & Psychology 7* (1997): 22-32.
4. Jane Doe, "How Could This Happen?: Coping with a False Accusation of Incest and Rape," *Issues in Child Abuse Accusations 3* (1991): 154-165.（*Issues in Child Abuse Accusations* はラルフ・アンダーワーガーと妻のホリダ・ウェイクフィールドが自費出版した会報誌。アンダーワーガーは、子どもに児童虐待で訴えられた親の弁護士として名を知られ、虚偽記憶症候群財団（FMSF）の諮問委員会創立メンバーとなった。だが後に、小児性愛専門誌『パイディカ』に掲載されたインタビュー記事で彼が述べた内容が広まると、委員会を退いた。記事には「小児性愛者は自ら選んだことを、大胆に勇気を持って認めてよい。自分たちが望むのは愛する最善の方法を見つけることだ、と言って構わないのです」と述べた部分も含まれていた）
5. E. Jonzon and A. Lindblad, "Disclosure, Reactions, and Social Support: Findings from a Sample of Adult Victims of Child Sexual Abuse," *Child Maltreatment 9* (2004): 190-200; D. Smith, E. J. Letourneau, B. E. Saunders, D. G. Kilpatrick, H. S. Resnick, and C. L. Best, "Delay in Disclosure of Childhood Rape: Results from a National Survey," *Child Abuse & Neglect 24* (2000): 273-287.
6. M. Hébert, M. Tourigny, M. Cyr, P. McDuff, and J. Joly, "Prevalence

of Childhood Sexual Abuse and Timing of Disclosure in a Representative Sample of Adults from Quebec," *Canadian Journal of Psychiatry 54*(9) (2009): 631-636.
7. E. Somer and S. Szwarcberg, "Variables in Delayed Disclosure of Childhood Sexual Abuse," *American Journal of Orthopsychiatry 71* (2001): 332-341.
8. D. W. Smith, E. J. Letourneau, B. E. Saunders, D. G. Kilpatrick, H. S. Resnick, and C. L. Best, "Delay in Disclosure of Childhood Rape: Results from a National Servey," *Child Abuse & Neglect 24*(2) (2000): 273-287.
9. D. W. Smith, E. J. Letourneau, B. E. Saunders, D. G. Kilpatrick, H. S. Resnick, and C. L. Best, "Delay in Disclosure of Childhood Rape: Results from a National Survey," *Child Abuse & Neglect 24*(2) (2000): 273-287.
10. T. Sorenson and B. Snow, "How Children Tell: The Process of Disclosure in Child Sexual Abuse," *Child Welfare 70*(1) (1991): 3-15.
11. M. M. Foynes, J. J. Freyd, and A. P. DePrince, "Child Abuse: Betrayal and Disclosure," *Child Abuse and Neglect 33* (2009): 209-217; L. C. Malloy, T. D. Lyon, and J. A. Quas, "Filial Dependency and Recantation of Child Sexual Abuse Allegations," *Journal of the American Academy of Child & Adolescent Psychiatry 46*(2) (2007): 162-170; T. D. Lyon, "Child Sexual Abuse: Disclosure, Delay, and Denial," in Margaret-Ellen Pipe, Michael E. Lamb, Yael Orbach, and Ann-Christin Cederborg, eds., *Child Sexual Abuse: Disclosure, Delay, and Denial* (Mahwah, NJ: Lawrence Erlbaum Associates, 2007), 41-62.
12. A. J. Jacques-Tiura, R. Tkatch, A. Abbey, and R. Wegner, "Disclosure of Sexual Assault: Characteristics and Implications for Posttraumatic Stress Symptoms among African American and Caucasian Survivors," *Journal of Trauma & Dissociation 11*(2) (2010): 174-192.
13. S. Ullman and C. Najdowski, "Prospective Changes in Attributions of Self-Blame and Social Reactions to Women's Disclosures of Adult

Sexual Assault," *Journal of Interpersonal Violence 26*(10) (2011): 1934-1962; C. E. Aherns, "Being Silenced: The Impact of Negative Social Reactions on the Disclosure of Rape," *American Journal of Community Psychology 38* (2006): 263-274; S. Ullman, "Is Disclosure of Sexual Traumas Helpful?: Comparing Experimental Laboratory versus Field Study Results," *Journal of Aggression, Maltreatment, and Trauma 20*(2) (2011).

14. B. P. Marx, "Lessons Learned from the Last Twenty Years of Sexual Violence Research," *Journal of Interpersonal Violence 20*(2) (2005): 225-230.

15. S. J. Lepore, J. D. Ragan, and S. Jones, "Talking Facilitates Cognitive-Emotional Processes of Adaptation to an Acute Stressor," *Journal of Personality & Social Psychology 78*(3) (2000): 499-508; S. E. Ullman, "Correlates and Consequences of Adult Sexual Assault Disclosure," *Journal of Interpersonal Violence 11*(4) (1996): 554-571.

16. E. M. Gortner, S. S. Rude, and J. W. Pennebaker, "Benefits of Expressive Writing in Lowering Rumination and Depressive Symptoms," *Behavior Theory 37*(3) (2006): 292-303; B. K. Klest and J. J. Freyd, "Global Ratings of Essays about Trauma: Development of the GREAT Code, and Correlations with Physical and Mental Health Outcomes," *Journal of Psychological Trauma 6*(1) (2007): 1-20.

17. S. P. Spera, E. D. Buhrfeind, and J. W. Pennebaker, "Expressive Writing and Coping with Job Loss," *Academy of Management Journal 37*(3) (1994): 722-733.

18. M. M. Foynes and J. J. Freyd, "An Exploratory Study Evaluating Responses to the Disclosure of Stressful Life Experiences as They Occurred in Real Time," *Psychological Trauma: Theory, Research, Practice, and Policy* (in press).

19. M. M. Foynes and J. J. Freyd, "The Impact of Skills Training on Responses to the Disclosure of Mistreatment," *Psychology of Violence 1* (2011): 66-77.

20. J. P. Carse, *The Silence of God: Meditations on Prayer* (San Francisco: HarperSanFrancisco, 1995).

第一一章　知ることの治癒力

1. J. Sandulescu, *Donbas: A True Story of an Escape across Russia* (Lincoln, NE: Iuniverse.com, 2000).（『アウト・オブ・USSR〝天国″からの脱出』（ジャック・サンダレスク著、稲垣収訳、小学館、1999年）
2. A. Gottleib, "Journey to Healing," *O, The Oprah Magazine*, October 2001, http://www.oprah.com.
3. J. P. Carse, *The Silence of God: Meditations on Prayer* (San Francisco: HarperSanFrancisco, 1995).
4. ジョン・ボウルビィはいくつかの実証的研究を行い、その成果を発表している。J. Bowlby, *A Secure Base: Parent-Child Attachment and Healthy Human Development* (New York: Basic Books, 1988).（『母と子のアタッチメント　心の安全基地』ジョン・ボウルビィ著、二木武監訳、医歯薬出版、1993年）

第一二章　語ることの治癒力

1. *Settlegoode v. Portland Public Schools*, 362 F. 3d 1118 (9th Cir. 2004).
2. Truth and Reconciliation Commission Final Report, 2003, www.info.gov.za/otherdocs/2003/trc/2_7.pdf.
3. J. D. Wolfensohn, "Voices for the Poor," 1999年、ワシントンにおいて世界報道自由委員会で行った演説。
4. S. Munroe, "Government Apologizes to Veteran Sean Bruyea," *Canada Online*, October 26, 2010, http://canadaonline.about.com.
5. J. O'Neill, "Betrayed Veteran Receives Gov't Apology," *Edmonton Journal*, October 26, 2010, http://www2.canada.com.

第一三章　真実を話す

1. J. J. Freyd, "Theoretical and Personal Perspectives on the Delayed

Memory Debate," in *Proceedings of the Center for Mental Health at Foote Hospital*'s *Continuing Education Conference, Controversies around Recovered Memories of Incest and Ritualistic Abuse* (Ann Arbor, MI: Foote Hospital, 1993), 69-108.

2. G. Ganaway, "Town Meeting: Delayed Memory Controversy in Abuse Recovery," Panel presented at the Fifth Anniversary Eastern Regional Conference on Abuse and Multiple Personality, June 1993, Alexandria, VA (1993a); G. Ganaway, Panel presented at The Center for Mental Health at Foote Hospital's Continuing Education Conference: "Controversies around Recovered Memories of Incest and Ritualistic Abuse," August 1993, Ann Arbor, MI (1993b).

3. M. Gardner, "Notes of a Fringe Watcher: The False Memory Syndrome," *Skeptical Inquirer 17*(3) (1993): 370-375.

4. J. Herman, *Trauma and Recovery* (New York: Basic Books, 1992)（『心的外傷と回復』ジュディス・L・ハーマン著、中井久夫訳、みすず書房、1996年）; J. Herman and E. Schatzow, "Recovery and Verification of Memories of Childhood Trauma. " *Psychoanalytic Psychology 4* (1987): 1-16.

5. R. Ofshe and E. Watters, "Making Monsters," *Society* (1993): 4-16.

6. P. B. Vaill, "The Rediscovery of Anguish," *Creative Change 10*(3) (1990): 18-24.

7. P. Birrell, "An Open Letter to the Advisory Board Members of the False Memory Syndrome Foundation," *Moving Forward Newsjournal 2*(5) (1993): 4-5.

第一四章　やっとわかった——裏切りに立ち向かう

1. B. Liang, A. Tracy, C. A. Taylor, L. M. Williams, J. V. Jordan, and J. B. Miller, "The Relational Health Indices: A Study of Women's Relationships," *Psychology of Women Quarterly 26* (2002): 25-35.

2. P. J. Birrell and J. J. Freyd, "Betrayal Trauma: Relational Models of Harm and Healing," *Journal of Trauma Practice 5*(1) (2006): 49-63.

3. D. Steere, *On Listening to Another* (New York: Harper & Row, 1964).

4. L. Kahn, "The Understanding and Treatment of Betrayal Trauma as a Traumatic Experience of Love," *Journal of Trauma Practice 5*(3) (2006): 57-72.

5. 質問はスミスとフレイドが考案した組織的裏切り質問票(IBQ)に基づく。C. P. Smith and J. J. Freyd, "Nowhere to Turn: Institutional Betrayal Exacerbates Traumatic Aftermath of Sexual Assault," poster presented at the 27th Annual Meeting of the International Society for Traumatic Stress Studies (ISTSS), Baltimore, Maryland, November 3-5, 2011.

ジェニファー・フレイド

Jennifer J. Freyd

1957年米国ロードアイランド州出身。オレゴン大学教授（心理学）。特に、虐待をはじめとする裏切りで負ったトラウマからの回復について研究。96年刊行の“Betrayal Trauma”（邦訳未刊）は現在も版を重ねており、この分野の第一人者として世界各国で講演を行う。その他、“Trauma and Cognitive Science”（共著）がある。

パメラ・ビレル

Pamela J. Birrell

オレゴン大学教授（心理学）。臨床心理士としてトラウマから生き延びるためのセラピーを長年精力的に行う。

定延由紀

Yuki Sadanobu

翻訳家。大阪府在住。共訳書に『アーロン・T・ベック　認知療法の成立と展開』『地図と絵画で読む　聖書大百科』（創元社）、『図表でみる教育　OECDインディケータ（2014年版）』『グローバル化と言語能力　自己と他者、そして世界をどう見るか』（明石書店）などがある。

亜紀書房翻訳ノンフィクション・シリーズⅡ-6

人はなぜ裏切りに目をつぶるのか
心の奥では知っているのに自分をだます理由

2015年12月1日　第1版第1刷　発行

著　者　ジェニファー・フレイド／パメラ・ビレル
訳　者　定延由紀
表紙彫刻　北 彩子
装　丁　宮口 瑚
発行所　株式会社亜紀書房
〒101-0051
東京都千代田区神田神保町1-32
電話03(5280)0261
http://www.akishobo.com
振替00100-9-144037
印刷所　株式会社トライ
http://www.try-sky.com

Printed in Japan
ISBN978-4-7505-1436-9